Short and Ultra-Short Implants
短种植体与超短种植体

送给我的妹妹帕蒂·简。
56年前，当她还是个孩子时，就去了另一个世界。
我永远怀念她。

SHORT and ULTRA-SHORT

IMPLANTS

短种植体与超短种植体

（加）道格拉斯·狄波特　主编
(Douglas Deporter)

施　斌　主审

晏　奇　主译

北方联合出版传媒（集团）股份有限公司

辽宁科学技术出版社

沈　阳

图文编辑

刘　菲　刘　娜　康　鹤　肖　艳　王静雅　纪凤薇　刘玉卿　张　浩　曹　勇

This is translation edition of Short and Ultra-Short Implants
Edited by Douglas Deporter
© 2018 Quintessence Publishing Co., Inc.

©2021，辽宁科学技术出版社。
著作权合同登记号：06-2019第32号。

图书在版编目（CIP）数据

短种植体与超短种植体 /（加）道格拉斯·狄波特
（Douglas Deporter）主编；晏奇主译.—沈阳：辽宁科学技术
出版社，2021.7
　　ISBN 978-7-5591-1973-5

　　Ⅰ.①短…　　Ⅱ.①道…　②晏…　Ⅲ.①种植牙　Ⅳ.
①R782.12

中国版本图书馆CIP数据核字（2021）第035456号

出版发行：辽宁科学技术出版社
　　　　　（地址：沈阳市和平区十一纬路25号　邮编：110003）
印　刷　者：上海利丰雅高印刷有限公司
经　销　者：各地新华书店
幅面尺寸：210mm×285mm
印　　　张：10
插　　　页：5
字　　　数：200千字
出版时间：2021年7月第1版
印刷时间：2021年7月第1次印刷
策划编辑：陈　刚
责任编辑：殷　欣　苏　阳　金　烁
封面设计：袁　舒
版式设计：袁　舒
责任校对：李　霞

书　　　号：ISBN 978-7-5591-1973-5
定　　　价：298.00元

投稿热线：024-23280336
邮购热线：024-23280336
E-mail:cyclonechen@126.com
http://www.lnkj.com.cn

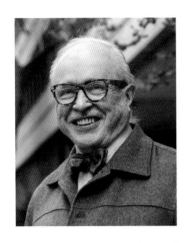

　　自1976年始，道格拉斯·狄波特博士一直在多伦多大学牙学院任教。他已经在口腔种植学领域进行了30多年的临床研究，发表了大量关于短种植体和超短种植体的论文，尤其是关于压力成型的多孔烧结表面（SPS）短种植体及超短种植体的研究。他也是最初的SPSI（内连接）的共同发明人（专利属于多伦多大学）。道格拉斯·狄波特博士已经受邀参加过140多场国际演讲。他同时还在安大略省多伦多市的私人诊所里兼职，从事牙周与口腔种植临床工作。

译者名单 TRANSLATORS

主　审：施　斌（武汉大学口腔医院）

主　译：晏　奇（武汉大学口腔医院）

译　者：史俊宇（上海交通大学医学院附属第九人民医院）

　　　　李志鹏（中山大学附属光华口腔医院）

　　　　伍昕宇（武汉大学口腔医院）

　　　　张晓梦（上海交通大学医学院附属第九人民医院）

　　　　张羿婕（上海交通大学医学院附属第九人民医院）

　　　　夏　婷（武汉大学口腔医院）

　　　　梁　亮（武汉大学口腔医院）

　　　　赖漪娆（上海交通大学医学院附属第九人民医院）

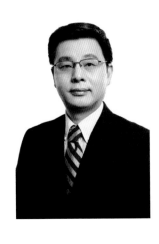

晏奇博士与我都从事短种植体的临床研究，常常进行交流。我时常讶异于他广博的阅读量和敏捷的思维，让我不禁感慨，这样的青年才俊是我们种植领域内的后浪。2018年，Quintessence出版了道格拉斯·狄波特教授的《Short and Ultra-Short Implants》一书，晏奇博士将英文原版与我分享。让我没想到的是，2年后，晏奇博士翻译了此书，也就是《短种植体与超短种植体》，且邀请我作序，我欣然应允，给他的书写序是我义不容辞的责任。

20世纪90年代，短种植体问世之初，一片唱衰，"intuition-based medicine（直觉医学）"坚持认为使用短种植体进行种植修复的失败率比标准种植体高。然而，经过30年的发展，"evidence-based medicine（循证医学）"告诉我们，短种植体的成功率是可接受的。而且，短种植体的应用在后牙区剩余骨高度不足时有其独特的优势，避免了上颌窦提升、垂直骨增量、下颌神经游离等更复杂的外科手术，缩短了治疗时间，减少了治疗成本，降低了术后并发症。因此，近几年，短种植体的应用又呈现出飞跃式的发展。但是，循证医学的结论是在许多限定条件才有效的。比如短种植体的定义究竟是≤6mm还是≤8mm，是种植体总长度还是骨内长度，修复方式是联冠还是单冠、上颌还是下颌，是否存在双层皮质骨固位，以及所使用的种植体类型（形态、螺纹设计）等，都是可能存在偏倚的。读者若是断章取义、以偏概全，就会将原本正确的结论错误利用，从而可能产生不良的后果。临床技术在不断更新，临床研究也在不断发展和完善，但要形成可以推广的标准还需要大量的工作，我们必须要以审慎、辩证的态度对待每一项研究结果。

本书明确地定义了短种植体和超短种植体，全面地展示了如何使用短种植体和超短种植体进行牙列缺损、缺失的临床治疗。感谢晏奇博士带领的翻译团队对本书中文版的问世做出的贡献，我相信这本书会成为短种植体应用的经典，也相信广大读者朋友们能够有所收益。

赖红昌

上海交通大学医学院附属第九人民医院

口腔种植科

2021年2月

序言 FOREWORD

临床上很多时候，由于解剖学的限制，植入标准长度种植体是非常困难甚至是不可行的，例如邻近下颌神经管、上颌窦气化、牙槽嵴缺损等，而患者的健康情况、年龄以及接受更大创伤手术的意愿都有可能是植入标准长度种植体的障碍。当然，还有很多可行的手术程序可以帮助牙槽骨严重吸收的患者在未来植入种植体。更复杂的方法包括使用自体Inlay和Onlay植骨（口内或口外取骨）、牵张成骨、使用颧种植体、下颌神经游离、引导骨再生以及各种围绕上颌窦腔的手术操作。但是，这些方法有病例敏感性、技术要求高、耗时长、术者压力大等缺点，更何况这些方法会增加术后并发症发病率以及总的治疗费用和时间。

在很多情况下，使用短种植体和超短种植体是最好且花费最少的选择，但是一些临床医生仍然拒绝接受在合适的适应证下使用。这本书全面地展示了使用短种植体和超短种植体的数据，并会让牙医更好地理解如何正确使用短种植体和超短种植体解决临床问题，从单颗牙到全口无牙颌种植修复。本书前几章用循证的方法揭示了各种短种植体和超短种植体设计的长期表现，试图解决一些保守的临床医生所关注的问题：这样的种植体与标准长度种植体相比更容易失败。我预见到，未来这本书将为科学界提供进一步辩论的机会，并最终欣然接纳这种现代的种植治疗方法，我在此感谢所有编者并向他们表示祝贺。我非常自信这本书会为实现所有临床医生的目标——提高患者的健康和生活质量做出巨大贡献。

Tiziano Testori MD，DDS
创办人兼科学总监
科莫湖研究所
科莫，意大利

我和Per-Ingvar Brånemark教授的第一次相遇是在1979年的秋天，那时我和同事去哥德堡实地考察。这次考察的目的是为了决定在将Brånemark机械加工螺纹种植体正式推广到北美之前，我们多伦多大学牙学院再次进行有关于此类种植体的前瞻性临床研究是否合适。考察小组的负责人是George Zarb，他当时是多伦多大学口腔修复学的负责人。但是我最终没有参加这项研究，带着对这个领域的兴趣离开了哥德堡，随后这个领域——口腔种植学很快繁荣起来。

在所谓的多伦多研究[1]开始之后，骨结合的概念在1982年多伦多市的一次会议上被介绍给一些精英口腔外科医生和修复科医生，之后就掀起了对骨与种植体之间的连接固定更全面的理解以及获得最好方法的探索[2]。数千个甚至成千上万个基础动物实验和人体临床试验研究在那之后被发表，然而在这个领域还有很多需要继续学习的内容。巧合的是，在多伦多会议的时候，Bob Pilliar（10年前发明了非粘接髋关节植入物[3]的生物材料学家和工程师）意外地加入了我们学院。他所研究的非粘接髋关节植入物包含一个实心的金属种植芯核，其表面具有按特定形态分布的多孔表面多层球形金属珠，金属珠是在高温下通过仔细控制烧结在芯核表面。这种表面形态可以促进骨生长到多孔区内，通过多孔表面与骨形成一种三维的微机械锁结（或者说交错结合）。那个时候，大多数当代髋关节植入物还是通过骨水泥固定在植入位置，骨

水泥是一种从牙科领域引入的丙烯酸灌浆材料（聚甲基丙烯酸甲酯）；但问题在于随着行使功能时间的延长，粘接层容易破裂。这主要是由粘接材料和种植体之间或者粘接材料和骨之间的相对微移动导致的，微移动引起摩擦细屑的释出，进而发生骨内溶、交接面骨丧失、植入物松动。之后换植入物的手术也是不可避免的。（当骨科医生看到粘接髋关节植入物松动的时候，他们把它视为需要"修复"，从而避免令人不愉快的术语——失败。如果我们牙医也可以拥有这种永不失败的优势就好了！）

Pilliar教授、我以及其他同事，参加了1982年的多伦多会议，之后开始思考设计新的牙科骨内种植体来替代目前的设计。特别是我们开始考虑多孔烧结表面概念能否从骨科领域应用到牙科领域，并且与机械加工螺纹种植体相比，它是否会有优势。我们立即着手申请基金，随后在1983年，有幸得到加拿大联邦研究局（加拿大医疗研究理事会）的慷慨资助后开始推进我们的想法。我们首先进行了动物实验，之后（从1989年开始）进行了人体临床试验，后来我们很快地意识到，我们设想的烧结牙科种植体，提供了一个比机械加工螺纹种植体更强的骨与种植体连接界面（也就是更强的抗界面切变力、拉伸力和压缩力）[4]。

从那个时候开始，我们提出了假设——长度较短的多孔烧结表面种植体（sintered porous-surfaced dental implants，SPSI）也可以很好地行使功能（DIL≤5mm）[5]。直到20世纪90年代

初，美国食品药品监督管理局审查并同意了一小部分具有丰富牙科种植经验的牙医在美国进行SPSI的临床试验。然而，根据以往的经验以及对其他种植体设计的了解，这些牙医认为，给他们的患者使用更长的种植体会提高成功率。所以由多伦多大学批准授权的种植体公司生产了一种12mm种植体——可以提供的最长种植体，还包括一个5°锥角的设计。但是，不断进行的临床试验证实，最初的短种植体同样工作良好，临床效果并不比12mm种植体差[6]。

从同事们和我开始报告短种植体（≤8mm）在牙列完全缺失和部分缺失的患者中表现都很好到现在已经25年了。最终，短种植体的大门打开了，许多备受推崇的临床学者已经开始报告使用中度粗糙表面短螺纹种植体［无论有没有磷酸钙（CaP）纳米涂层］获得了良好的临床效果。甚至是超短种植体（<6mm）也正在使用，在他们应用的同时，我们会继续讲述两种长度种植体的故事（标准长度种植体VS短种植体和超短种植体）[7]。

参与编写这本书的编者们都对短种植体和超短种植体有着丰富的使用经验，并在继续挑战使用短种植体比长种植体风险更高的错误理念。但对于新手来说，如果仅仅认为使用短种植体和超短骨内种植体比常规长度种植体简单

是不明智的，因为很明显并非如此。无论怎样，我都希望我们为临床医生有效地展示了这个主题并提供了足够的细节，让他们考虑将短种植体作为一种可行的治疗选择，并希望他们使用短种植体进行种植治疗时有更高的成功率。

参考文献

[1]Zarb GA, Schmitt A. The longitudinal clinical effectiveness of osseointegrated dental implants: The Toronto study. Part I: Surgical results. J Prosthet Dent 1990;63:451–457.

[2]Zarb GA. Proceedings of the Toronto Conference on Osseointegration in Clinical Dentistry. St Louis: Mosby, 1983.

[3]Pilliar RM. Porous-surfaced metallic implants for orthopedic applications. J Biomed Mater Res 1987;21(A1 suppl):1–33.

[4]Deporter D, Watson PA, Pilliar RM, Chipman ML, Valiquette N. A histological comparison in the dog of porous-coated vs. threaded dental implants. J Dent Res 1990;69:1138–1145.

[5]Renouard F, Nisand D. Impact of implant length and diameter on survival rates. Clin Oral Implants Res 2006;17(suppl 2):35–51.

[6]Deporter D, Todescan R, Riley N. Porous-surfaced dental implants in the partially edentulous maxilla: Assessment for subclinical mobility. Int J Periodontics Restorative Dent 2002;22:184–192.

[7]Neugebauer J, Nickenig HJ, Zöller JE; Department of Cranio-maxillofacial and Plastic Surgery and Interdisciplinary Department for Oral Surgery and Implantology; Centre for Dentistry and Oral and Maxillofacial Surgery, University of Cologne. Update on short, angulated and diameter-reduced implants. Presented at the 11th European Consensus Conference, Cologne, 6 Feb 2016.

首先，我当然要感谢这本书的所有编者，他们和我一样激动地与大家分享是否使用短种植体和超短种植体这个争议主题的经验和知识。每当我感到气馁的时候，他们的慷慨和热情都会帮我继续对这个项目保持专注。我要感谢我的同事Howard Tenenbaum，作为牙学院牙周科的前负责人，在周围的人严厉批评我的时候，他鼓励我继续工作。我要感谢Daniel Cullum博士，几年前邀请我和他共同编写一本关于微创种植手术的书。着手帮助完成那本书给了我动力和勇气去尝试自己主编一本书。非常感谢Jeff Comber，他是多伦多大学牙学院的资深摄影家，感谢他不知疲倦的努力为我们提供并筛选本书里的很多图片。我还要感谢Quintessence热情而乐于助人的员工们，他们的协助尽可能减小了这个项目的压力。

1989年，当我第一次和我的同事Philip Watson进行关于短种植体的临床试验时，我没有任何口腔种植方面的经验，也不知道试验会有什么样的结果。那时候的"专家"共识一直认为<10mm的种植体有很高的失败率，因此很多年来，每当我展示我们的工作成果时都会遭到广泛的质疑。20世纪90年代中期，Robert Summers关于上颌窦底提升术的创新，激发了我的热情。利用他的方法进行上颌窦内植骨，我很快认识到在萎缩的上颌后牙区应用短种植体和超短种植体，会和在萎缩的下颌后牙区应用一样取得成功。近30年来，我一直在努力让口腔界相信，种植体的成功率并不需要长度来保证。终于，短种植体和超短种植体成为常规临床操作的时代已经到来，我已经非常满足了。这本书的编者们让它成为现实，而他们还会继续这项成就。顺便说一下，真的很高兴与他们合作。

Murray Arlin, DDS
Private Practice Limited to Periodontics and
 Implantology
Toronto, Ontario

Pierluigi Balice, DDS, MDSc
Resident
Department of Periodontology
School of Dental Medicine
University of Connecticut
Farmington, Connecticut

Carlo Barausse, DDS
Doctoral Student
Department of Biomedical Science and
 Neuromotor Sciences
University of Bologna
Bologna, Italy

Hugo De Bruyn, DDS, MSc, PhD
Professor
Department of Periodontology, Oral Implantology,
 Removable and Implant Prosthetics
Faculty of Medicine and Health Sciences
Ghent University
Ghent, Belgium

Douglas Deporter, DDS, PhD
Professor
Faculty of Dentistry
University of Toronto
Toronto, Ontario

Pietro Felice, MD, DDS, PhD
Researcher
Department of Biomedical Science and
 Neuromotor Sciences
University of Bologna
Bologna, Italy

André Hattingh, BChD, MChD
Private Practice Limited to Periodontics
 and Implantology
Sevenoaks, Kent
United Kingdom

PhD Student
Department of Periodontology, Oral Implantology,
 Removable and Implant Prosthetics
Faculty of Medicine and Health Sciences
Ghent University
Ghent, Belgium

Henny J. A. Meijer, DDS, PhD
Professor
Department of Dentistry, Oral Surgery,
 and Medicine
Faculty of Medical Sciences
University of Groningen
Groningen, The Netherlands

Vittoria Perrotti, DDS, PhD
Research Fellow
Department of Medical, Oral and
 Biotechnological Sciences
School of Medicine and Health Sciences
University of Chieti-Pescara
Chieti, Italy

Adriano Piattelli, MD, DDS
Professor of Oral Pathology and Medicine
Department of Medical, Oral and
  Biotechnological Sciences
School of Medicine and Health Sciences
University of Chieti-Pescara
Chieti, Italy

Professor and Chair of Biomaterials Engineering
Catholic University San Antonio de Murcia
Murcia, Spain

Roberto Pistilli, MD
Resident
Department of Oral and Maxillofacial Surgery
San Camillo Hospital
Rome, Italy

Gerry M. Raghoebar, DDS, MD, PhD
Professor
Department of Oral Disorders, Oral Surgery,
  and Special Dentistry
Faculty of Medical Sciences
University of Groningen
Groningen, The Netherlands

Franck Renouard, DDS
Private Practice Limited to Oral and Implant
  Surgery
Paris, France

Antonio Scarano, DDS, MD
Associate Professor of Oral Surgery
Department of Medical, Oral and
  Biotechnological Sciences
School of Medicine and Health Sciences
University of Chieti-Pescara
Chieti, Italy

Kees Stellingsma, DDS, PhD
Assistant Professor
Department of Oral Disorders, Oral Surgery,
  and Special Dentistry
Faculty of Medical Sciences
University of Groningen
Groningen, The Netherlands

Rainier A. Urdaneta, DMD
Private Practice Limited to Prosthodontics
Worcester, Massachusetts

Stefan Vandeweghe, DDS, PhD
Associate Professor
Department of Periodontology, Oral Implantology,
  Removable and Implant Prosthetics
Faculty of Medicine and Health Sciences
Ghent University
Ghent, Belgium

作者笔记AUTHOR'S NOTE

多年来，关于短种植体和超短种植体定义的讨论一直存在。本书中的种植体分类不是基于整颗种植体长度，而是设计的种植体骨内长度（designed intrabony length，DIL），即种植体中负责进行骨结合的部分，不包括不形成骨结合的种植体颈圈和穿龈部分。DIL>8mm被定义为标准长度种植体，而DIL在6~8mm被定义为短种植体，DIL<6mm则认为是超短种植体。同时请注意，本书中所有种植体尺寸描述均为长度×宽度。

目录 CONTENTS

1 | 为什么要避免使用短种植体？

Why Avoid Using Short Implants?

Franck Renouard, DDS

从Per-Ingvar Brånemark教授第一次成功完成骨结合种植体的植入至今已经50年了，然而关于骨内根形牙科种植体的理想形状和尺寸仍然存在争议。在拥有大量相关的科学数据的医学领域，尚有如此不确定性的议题是比较少见的。牙科种植体的推荐长度就是一个很好的例子。2016年12月，PubMed上的快捷检索发现有5400篇文章提到了短种植体，但大多数文章内容聚焦在更复杂的临床解决方案上，仅将短种植体作为紧急情况下的备用解决方案。因此，人们一直坚持认为，种植体越长，成功率就越高，无论是短期还是长期。而为了能够使用标准长度种植体，通常需要进行难度更大、花费更多且技术敏感性更高的附加手术，例如自体（和其他）骨块移植、垂直牙槽嵴增量、下颌神经移位和经侧壁开窗的上颌窦底提升。然而，在20世纪60年代，Brånemark成功开发和测试的第一批种植体长度都<8mm，有些甚至<5mm。

临床医生不愿使用短种植体的原因主要是他们阅读了种植体失败的统计评估，而忽略了其他需要考虑的因素，如患者的性别、患者的口腔大小、更复杂手术的并发症风险以及由非专科医生在私人诊所中进行此类手术的可行性。如果要提供更简单、创伤更小、并发症更少以及手术压力更小的手术程序，那么则值得问一问：为什么我们要避免使用短种植体？通常提出的论据包括：

- 短种植体的成功率与标准长度种植体相比可能较低。
- 由于不良的冠-种植体（crown-to-implant，C/I）比，短种植体受力时的应力分布可能导致生物力学风险增加。
- 如果由于机械过载或炎症和感染引起边缘骨丧失，短种植体可能会有更高的失败风险。
- 改变使用较长的种植体的习惯是很难的。

以下将回答这些问题。

成功率

使用短种植体的成功率是否比使用标准长度种植体的成功率低？目前短种植体的临床疗效评价不佳，在很大程度上是因为早期种植文献对原始Brånemark种植体的报告。那是一种商业纯钛螺纹种植体，其表面经过机械加工（即最小粗糙度）表面抛光[1-4]。这些研究报告的摘要和/或结论指出，短（<10mm）种植体的失败率高于更长的种植体。而这足以建立一个不容挑战的教条。但是，在仔细阅读这些文章后会发现，尽管短种植体的失败率更高，但与长种植体相比，两者疗效差异并不如所报告的那样显著。例如，Friberg等[2]的报告中检查了4641颗种植体，种植体使用涵盖了从单冠修复到全口无牙颌患者的全牙弓重建，短种植体的失败率仅为7%。仅看本研究中部分牙缺失患者的统计结果，短种植体的失败率骤降至1.3%。此外，大多数失败都是早期失败，一旦短种植体成功与骨结合，它们的表现与更长的种植体相

似。而在1991年，这些临床医生不仅使用的是柱形、机械光滑表面种植体，而且无论遇到的是怎样的骨密度，在使用短种植体和更长的种植体时，他们都遵循一个标准且相同的备洞原则。

同样，仔细研究Lekholm等[4]的报告可以发现，使用短种植体进行手术的失败率与更长的种植体没有显著性差异。在van Steenberghe等[1]的研究中，将长度分别为7mm和10mm种植体分为两组，而7mm种植体的成功率要高于10mm种植体。把研究发现调整为符合当时的普遍共识（尽管与客观数据相反，仍报告短于10mm的种植体失败更多）被称为确认偏倚。这种类型的偏倚是一种非常常见的认知行为：一旦做出决定或了解"事实"后，人脑总是会寻找能够证实先入为主的概念的数据，而忽略质疑这些概念的数据。这是在许多科学领域中都存在的不幸现象，但它经常发生[5]。

随着关于种植体研究的不断发展，学术期刊使用了一种更加客观的方法来研究长度和直径对种植体留存率和成功率的影响：在得出结论之前先回顾评估事实。例如，Renouard和Nisand[6]对1990—2005年间发表的论文进行了系统评估。利用Medline的数据库，首先进行筛选，如果研究中种植体是在人体上植入到愈合的位点，并且提供了以下资料则被纳入：

（1）有关于种植体长度和直径的数据；

（2）有明确的或可以计算出种植体留存率；

（3）明确定义了种植体失败的标准。

共有34项研究符合纳入标准，而其中13项研究了短种植体。这13项研究报告了2072名患者共计3173颗种植体的治疗结果。研究纳入了

多个厂家的种植体，平均长度为7.9mm。观察时间范围为0~168个月，平均中位值为47.1个月。报告共有9.5%的患者退出研究，计算出种植体的平均留存率为95.9%，这与那个时期报告的更长的种植体的留存率大致相同。但是，一些研究报告的成功率明显低于此平均值，因此读者需要了解其中的原因。

2005年，Herrmann等[7]分析了大量失败的种植体手术过程并报告短种植体经常被使用在骨量和骨密度均很低的种植位点，而更长的种植体则经常被植入密度更高的骨内。这一发现挑战了种植体长度与失败率相关的说法。例如，一颗上颌后牙区的种植体失败是因为它的长度，还是骨密度低或术者没有进行合适的种植窝预备造成的？

如果短种植体没有被作为一种备选的治疗方案，术者和患者则需要意识到，因为植入更长的种植体需要同时进行上颌窦内植骨或者垂直骨增量操作时，可能发生的风险、并发症以及种植体失败。最近的研究给出了答案，一项随机对照临床试验比较了仅使用短种植体与植骨后使用更长的种植体的疗效。与许多早期关于短种植体的研究不同，研究人员使用了中度粗糙（也就是喷砂或酸蚀处理）种植体，而不是机械光滑表面种植体[8]。在Esposito等[9]一项为期3年的研究中，在萎缩的下颌后牙区，比较使用6.3mm种植体与先进行异种骨行垂直增量后植入9.3mm种植体。每名患者接受2~3颗种植体，并接受潜入式愈合，最终使用联冠固定修复。在不同的患者中，有2颗短种植体和3颗标准长度种植体失败。然而，骨增量后接受标准长度种植体患者的并发症（20名患者中发生22例并发症）比使用短种植体的并发症（5名患者中发

生5例并发症）明显更多。在一个相似的研究中，Pieri等[10]比较了植入6~8mm种植体和经侧壁开窗上颌窦底提升后植入11mm种植体。在平均行使功能超过3年后，种植体留存率相近，但同样的，上颌窦底提升组的手术并发症明显更多（9名患者发生10例并发症，而短种植体组是1名患者发生1例并发症）。

只是想象短种植体可能性能不佳就拒绝使用似乎不是一个明智的决定。事实上，除非有其他考量（如美学因素）让使用短种植体不属于适应证，否则短种植体应该是在骨量不足位点的首选治疗方案。

种植体应力分布与C/I比

在20世纪90年代，关于种植体行使功能时机械应力分布影响和模式的研究开始出现。Meijer等[11]早在1992年就使用有限元分析预测，当牙科种植体受到侧向（非轴向）负载时，应力将主要集中在种植体颈部周围的牙槽骨上。结论是改变种植体长度对种植体周围骨所承受的压力没有显著影响。Pierrisnard等[12]后来得出了类似的结论。与基本的机械原理一致，受力的角度越大，种植体颈部集中的应力就越大，并且应力分布朝种植体根尖方向逐渐减小。

长期以来，牙冠长度与牙根长度比（the ratio of crown length to tooth root length，C/R）被认为是设计传统牙支持固定义齿修复的关键因素。C/R比>1被认为是义齿失败的危险因素，而最初这个规则也被认为适用于牙科种植体。由于预期的种植体C/I比明显>1，许多临床医生倾向于使用额外的相关外科手术来植入更长的种植体。

例如，在下颌后牙区中，一些临床医生甚至建议使用下颌神经移位术以允许植入更长的种植体，尽管尚无前瞻性试验将这种风险很高的手术与使用短种植体进行比较。但是，许多学者现在研究发现，在大多数情况下，C/I比很大程度上不是问题，这同样意味着植入短种植体可能是首选治疗方案[13-15]。这并不是说C/I比没有上限，因为它肯定应该存在上限；然而，无论种植体是5mm长还是15mm长，最终都将经历相同的应力模式，这让C/I比对生物学并发症的影响显得小之又小。尽管如此，长的种植修复体–基台复合体（种植上部结构）会增加悬臂的长度（从颌面测量到种植体颈部的距离），从而增加修复体过载的风险。这意味着短种植体的数量和夹板式固定修复是需要考虑的重要因素。

骨丧失的风险与种植体周围炎

关于牙科种植体成功率的Albrektsson标准[16]提出已经很久了，但仍在临床实践中应用，包括建议在种植体行使功能的第1年内骨丧失≤1.2mm，此后每年≤0.2mm。然而，大多数成功的种植体并没有随着时间的推移逐渐发生骨丧失，而是在骨丧失到一定程度时达到了稳定的状态，而之后不会发生可检测到的骨丧失。因此，Albrektsson标准使人们产生了一个误解——在短短几年内，短种植体周围就可能会形成足够多的骨丧失而使其失去骨结合。许多研究者已经证明，短种植体周围随时间推移发生的骨丧失模式似乎与较长的种植体相似[17]。Naert等[18]和Rokni等[15]研究反而说明标准长度种植体周围骨丧失要大于短种植体。当然这是在假定

使用了合适的手术方案植入短种植体后会得到的结果，同时应该注意最终颊侧骨板具有足够的厚度（>2mm），以最大限度地减少粗糙种植体表面暴露后引起的术后吸收[19]。一旦种植体粗糙面暴露，则细菌引起的炎症性骨丧失（种植体周围炎）的风险会一直存在。这一炎症过程，通常会导致种植体周围骨质进一步丧失且经常是进行性骨丧失。在某些病例中，可以通过补救措施以避免进行性骨丧失，但是很显然在这种情况下短种植体骨结合失败风险会比标准种植体更高。

种植体长度与人为因素

对于大多数从业者而言，植入种植体是一个很有压力的过程，特别是对于不经常进行种植的从业者。从业者需要进行的外科手术越复杂，在手术之前和手术过程中感受到的压力就越大。普外科领域的研究表明，手术程序越复杂，人为错误导致的并发症可能性越高[20]。复杂的手术程序会放大人为因素的影响。尽可能使用最简单和创伤最小的手术程序来减少人为错误（也称为非技术错误）发生的可能性是明智的。行经侧壁开窗上颌窦底提升或植骨手术以能够植入较长的种植体，会对临床医生产生一定的压力，这样的压力会显著削弱临床医生的专注力，影响种植过程中最重要事情：正确植入种植体。

航空领域的研究提供了无可争议的证据，即人的精力是有限的，与其所做的行为无关。压力越大，就越难以长时间专注于真正重要的事情[21-22]。与压力相关的生理变化会阻止外科医生坚持其思路或方案，而这种方案在压力较

小的情况下，将毫无疑问地被采用和执行。选择简单的行为过程，会使人更容易专注于手头的关键任务。个体对压力的敏感性不同，但是选择使用短种植体可以帮助临床医生减轻压力，并有助其做出正确的术中决策。

结论

短种植体并不是必然优于长种植体，但也不是必然比长种植体更容易失败。我们的目的不是经常去选择使用短种植体，而是在对选择何种方法进行种植时将使用短种植体纳入考虑范围，它是一种减少并发症风险的可靠替代方案。短种植体适用于很多临床情况而且提供了可行、可靠的解决方法。

参考文献

[1] van Steenberghe D, Lekholm U, Bolender C, et al. Applicability of osseointegrated oral implants in the rehabilitation of partial edentulism: A prospective multicenter study on 558 fixtures. Int J Oral Maxillofac Implants 1990;5:272–281.

[2] Friberg B, Jemt T, Lekholm U. Early failures in 4,641 consecutively placed Brånemark dental implants: A study from stage 1 surgery to the connection of completed prostheses. Int J Oral Maxillofac Implants 1991;6:142–146.

[3] Jemt T, Lekholm U. Implant treatment in edentulous maxillae: A 5-year follow-up report on patients with different degrees of jaw resorption. Int J Oral Maxillofac Implants 1995;10:303–311.

[4] Lekholm U, Gunne J, Henry P, et al. Survival of the Brånemark implant in partially edentulous jaws: A 10-year prospective multicenter study. Int J Oral Maxillofac Implants 1999;14:639–645.

[5] Kapur N, Parand A, Soukup T, Reader T, Sevdalis N. Aviation and healthcare: A comparative review with implications for patient safety. JRSM Open 2015;7:2054270415616548.

[6] Renouard F, Nisand D. Impact of implant length and diameter on survival rates. Clin Oral Implants Res 2006;17(suppl 2):35–51.

[7] Herrmann I, Lekholm U, Holm S, Kultje C. Evaluation of patient and implant characteristics as potential prognostic factors for oral implant failures. Int J Oral Maxillofac Implants 2005;20:220–230.

[8] Albrektsson T, Wennerberg A. Oral implant surfaces: Part 1—Review focusing on topographic and chemical properties of different surfaces and in vivo responses to them. Int J Prosthodont 2004;17:536–543.

[9] Esposito M, Cannizarro G, Soardi E, Pellegrino G, Pistilli R, Felice P. A 3-year post-loading report of a randomised controlled trial on the rehabilitation of posterior atrophic mandibles: Short implants or longer implants in vertically augmented bone? Eur J Oral Implantol 2011;4:301–311.

[10] Pieri F, Caselli E, Forlivesi C, Corinaldesi G. Rehabilitation of the atrophic posterior maxilla using splinted short implants or sinus augmentation with standard-length implants: A retrospective cohort study. Int J Oral Maxillofac Implants 2016;31:1179–1188.

[11] Meijer HJ, Kuiper JH, Starmans FJ, Bosman F. Stress distribution around dental implants: Influence of superstructure, length of implants, and height of mandible. J Prosthet Dent 1992;68:96–102.

[12] Pierrisnard L, Renouard F, Renault P, Barquins M. Influence of implant length and bicortical anchorage on implant stress distribution. Clin Implant Dent Relat Res 2003;5:254–262.

[13] Blanes RJ, Bernard JP, Blanes ZM, Belser UC. A 10-year prospective study of ITI dental implants placed in the posterior region. II: Influence of the crown-to-implant ratio and different prosthetic treatment modalities on crestal bone loss. Clin Oral Implants Res 2007;18:707–714.

[14] Tawil G, Aboujaoude N, Younan R. Influence of prosthetic parameters on the survival and complication rates of short implants. Int J Oral Maxillofac Implants 2006;21:275–282.

[15] Rokni S, Todescan R, Watson P, Pharoah M, Adegbembo AO, Deporter D. An assessment of crown-to-root ratios with short sintered porous-surfaced implants supporting prostheses in partially edentulous patients. Int J Oral Maxillofac Implants 2005;20:69–76.

[16] Albrektsson T, Dahl E, Enbom L, et al. Osseointegrated oral implants. A Swedish multicenter study of 8139 consecutively inserted Nobelpharma implants. J Periodontol 1988;59:287–296.

[17] Renouard F, Nisand D. Short implants in the severely resorbed maxilla: A 2-year retrospective clinical study. Clin Implant Dent Relat Res 2005;7(suppl 1):S104–S110.

[18] Naert I, Duyck J, Hosny M, Jacobs R, Quirynen M, van Steenberghe D. Evaluation of factors influencing the marginal bone stability around implants in the treatment of partial edentulism. Clin Implant Dent Relat Res 2001;3:30–38.

[19] Spray JR, Black CG, Morris HF, Ochi S. The influence of bone thickness on facial marginal bone response: Stage 1 placement through stage 2 uncovering. Ann Periodontol 2000;5:119–128.

[20] Barach P, Johnson JK, Ahmad A, et al. A prospective observational study of human factors, adverse events, and patient outcomes in surgery for pediatric cardiac disease. J Thorac Cardiovasc Surg 2008;136:1422–1428.

[21]Wetzel CM, Kneebone RL, Woloshynowych M, et al. The effects of stress on surgical performance. Am J Surg 2006;191:5–10.

[22]Weigl M, Stefan P, Abhari K, et al. Intra-operative disruptions, surgeon's mental workload, and technical performance in a full-scale simulated procedure. Surg Endosc 2016;30:559–566.

2 短种植体与超短种植体的临床效果

The Performance of Short and Ultra-Short Implants

Douglas Deporter, DDS, PhD

1981年，Brånemark教授和他瑞士的同事首次向全世界介绍了骨结合种植体[1]。原始的Brånemark系列种植体是机械光滑表面或微粗糙表面，大多数使用者从外界获取的信息是短种植体有较高的失败率（例如7mm种植体的失败率达25%），尤其是在上颌后牙区[2-5]。尽管种植体设计和相关技术经过数十年的发展，并且有学者启示缩短种植体长度对于其稳定性没有显著影响，很多临床医生依旧认为短种植体更容易失败[6-7]。Periotest装置（Medizintechnik Gulden）和共振频率测试表明，更短的种植体不会增加失败率，共振频率测试甚至表明，增加种植体长度实际上可能会降低种植体的初期稳定性[8-9]。然而，由于已经进行了更成功的研究，并且微创种植治疗程序逐渐成为首选的治疗方法，短种植体变得越来越流行[10-12]。现今大多数种植厂家会上市短种植体，尽管并不是所有的短种植体都有充分的上市前临床研究。

目前短种植体的定义是设计的骨内植入长度（DIL）为6~8mm的种植体，而超短种植体骨内植入长度<6mm[13-14]（注意骨内植入长度DIL指的是种植体固定于牙槽骨内的长度，而不是种植体的总长度）。最常见的使用短种植体的部位是萎缩的下颌后牙区（图2-1），但是它们也可以被恰当地用于萎缩的下颌前牙区[15-18]（图2-2和图2-3）。在萎缩的上颌后牙区或气化的上

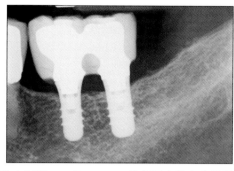
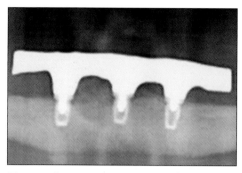

图2-1 | 修复体由2颗8mm Straumann软组织水平中度粗糙表面螺纹种植体（MRTI）支持。种植体直径为4.1mm（近中种植体）和4.8mm（远中种植体）。牙槽嵴顶骨改建主要影响更靠近中的种植体机械光滑的颈圈部分，表现为该种植体近中牙槽嵴顶骨密度增加。（修复工作由来自安大略省多伦多市的Simon Yeh博士完成）

图2-2 | 由3颗7mm×3.75mm中度粗糙表面螺纹种植体支持的下颌固定修复的X线片。该X线片是种植体负载5年后拍摄的。对颌牙是种植体支持的固定修复。（由意大利博洛尼亚大学的Pietro Felice博士提供）

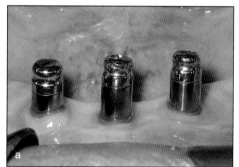
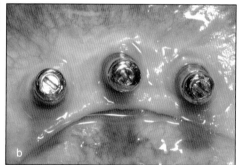
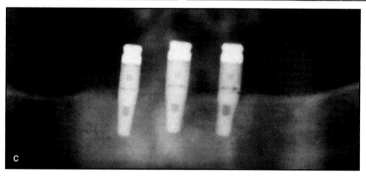

图2-3 | （a）该患者1990年参加了一项临床试验，接受了3颗独立的、多孔烧结表面短种植体植入，用以支持下颌覆盖义齿[18]。照片拍摄于种植体负载20年后。（b）种植体总长度为8mm，但是种植体植入骨内长度为6mm，因为上部有2mm机械光滑的穿龈颈圈部分[13]。注意：种植体周围有健康的角化龈组织包绕。（c）多孔烧结表面种植体（SPSI）的X线片。

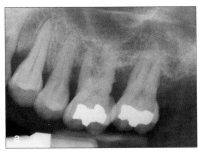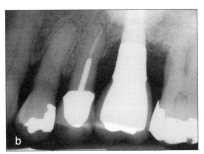

图2-4 |（a）术前X线片显示左上颌第一磨牙无法保留。拔除该牙后使用异种骨移植材料和致密的聚四氟乙烯屏障膜（Regentex, Osteogenics Biomedical）进行拔牙位点保存。（b）2001年，在该第一磨牙位点行经牙槽嵴顶的上颌窦底提升术（骨凿法上颌窦底提升术增加骨量），提升量为2mm，同期植入1颗SPSI[19]。在种植体最初修复体负载16年后，这张2017年拍摄的X线片中已经看不到原始的上颌窦底。种植体是7mm×5mm的包含2mm机械光滑颈圈的种植体，实际骨内种植体长度（DIL）仅为5mm。（修复工作由安大略省多伦多市的Reynaldo Todescan博士完成）

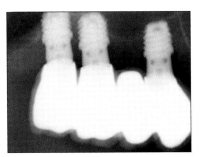

图2-5 | 该上颌联冠修复体由3颗5mm×5mm MRTI支持。修复体负载3年后拍摄X线片。（由意大利博洛尼亚大学的Pietro Felice博士提供）

颌窦区（图2-4和图2-5），相比行上颌窦底提升术以植入较长的种植体，有些短种植体设计已经被证实可以作为合理替代方案[10,19-21]。在萎缩的上颌后牙区使用短种植体和超短种植体大大减少了相关的手术风险、并发症的发生率、患者的紧张情绪以及治疗的费用。实际上一项最近的调查[22]得出结论认为，当窦底可用骨高度为5mm时，采用侧壁开窗上颌窦底提升术并非是更合理的选择，因为仅使用短种植体或同期进行上颌窦底内提升术（例如使用骨凿冲顶法）经常能获得与之相同的效果[19,23]。使用短种植体或超短种植体也可以简化牙槽骨有倒凹时的治疗程序，因为这时候使用长种植体可能会导致根尖区骨开裂（图2-6）。

短种植体的优点在于：减少了下颌后牙区神经血管损伤的风险，减少了上颌后牙区上颌窦损伤或感染的风险，手术程序更简单、微创，缩短了治疗时间，减少了治疗费用。所有这些优点对于老年人尤其有利，因为现代人均

寿命比以前更长，并且很多有复杂的系统性疾病。然而，短种植体和超短种植体要获得可预期的临床成功，许多已经存在和以后可能出现的问题都需要克服，就像最近一篇综述总结的那样"临床医生需要认识到，<8mm的短螺纹种植体有更大的失败风险[24-25]"。当然，短种植体不应该被种植经验不足的医生当作简化治疗程序的方案。基于以上事实，本章节重点介绍有文献依据并被临床验证的解决方案，在这些病例中，短种植体和超短种植体被认为是最好的治疗选择。主题包括种植体宏观设计和表面特性、改良的手术程序、C/I比、是否联冠修复以及种植体周围角化组织重建。

然而，患者健康情况和生活习惯对于短种植体和超短种植体有何影响，这一方面我们知之甚少。和标准种植体的情况一样，在应用短种植体时，吸烟和严重牙周病患者可能会存在足够导致生物学并发症发生的种植体周围边缘骨丧失[26]。在种植体负载相同时间后，吸烟及

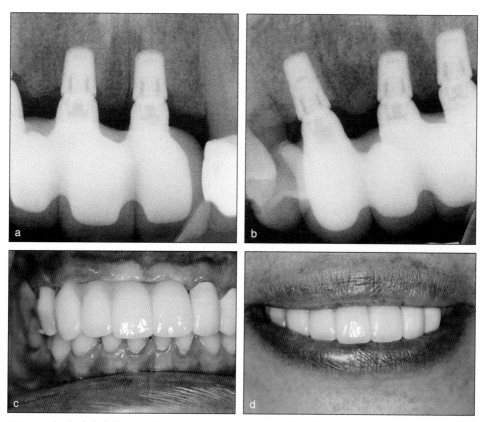

图2-6 | （a）该患者植入了2颗5mm SPSI（DIL：4mm）和1颗7mm SPSI（DIL：6mm）[13]。所有种植体直径都是4.1mm，用于支持上颌前牙混合式固定修复。选择这些短种植体是为了避免由于唇侧牙槽骨倒凹引起的唇侧骨开裂。对颌牙为天然牙。（b）尖牙位点植入7mm×4.1mm SPSI，因为该位点没有牙槽骨倒凹。（c）牵开口角看到的混合式修复体的临床照片。（由安大略省多伦多市的Ester Canton博士提供）（d）口唇位置正常状态下的混合式修复体。

牙周病患者在种植治疗后如果继续吸烟，其种植体周围骨丧失量是牙周健康且不吸烟患者的2.4倍[27]。对于总长度仅为5~6mm的种植体，如此大量的骨丧失自然会影响长期效果。

种植体宏观设计

形状

种植体大多数是柱形或锥形的螺纹（螺钉状）装置。目前还有两种锥形、压力成型的种植体设计：一种是水平平台或称鳍形[也称为平台根形（PRF）；参见第8章]，另一种具有多孔烧结表面几何形貌（参见第7章）[11,28-29]。后两种设计在短种植体的成功应用已经有很长的历史。对于目前所有的螺纹种植体，中度粗糙具有骨引导特性的表面（例如颗粒喷砂或酸蚀）被用于加速骨形成并增加骨-种植体接触面积。这使得它们相比于机械光滑表面种植体更有可能在较短的长度上获得成功（图2-1和

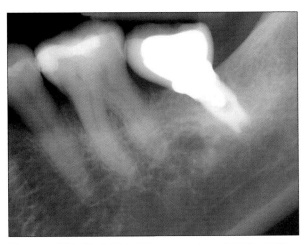

图2-7 | 1颗负载5年以上的8.5mm×4mm MRTI。注意：近中可见骨密度增加，可能与种植体倾斜角度以及所产生的压应力有关。

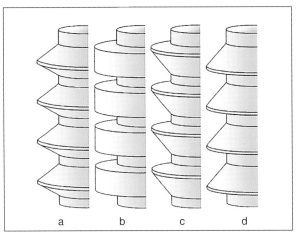

图2-8 | 典型的种植体螺纹设计。（a）标准V形螺纹。（b）方形螺纹。（c）锯齿形螺纹。（d）反锯齿形螺纹。

图2-7）。

　　不同制造商之间，甚至同一制造商的不同产品线之间，螺钉状种植体的螺纹设计都存在很大差异。螺纹的形状、深度、厚度、端面角度和螺距（在种植体轴线同一侧的两个连续螺纹之间的距离）都会影响骨接触面积、初期稳定性和咬合负载功能，尤其是在松质骨中[30]。螺纹的形状，指的是螺纹厚度及端面角度，有可能是V形、方形、锯齿形或反锯齿形设计[31]（图2-8）。螺纹数量越多（螺距越小）且螺纹深度越大，则可用于骨接触的表面积和种植体消散峰值应力的能力就越大——尽管最佳螺距和深度会随螺纹形状而变化。最近的一项有限元分析（finite element analysis, FEA）得出结论，三角形（V形）螺纹对于10mm种植体可能是最好的，尤其是在骨质疏松的上颌后牙区[32]。但是，没有一种特定的螺纹设计在短种植体和超短种植体上能表现最佳效果，大多数制造商对于短、超短和标准长度种植体都使用了类似的螺纹设计。

扭矩

　　Coelho和Jimbo[33]最近评估了螺纹种植体设计及其各种属性的贡献。他们的文献搜索显示，关于种植体螺纹几何形态的文献远远少于关于种植体表面微观和纳米形貌的文献[2]。螺纹几何形态会影响初始骨结合和后期种植体负载后咬合力向牙槽骨的传导。关于初始骨结合，曾经并且目前仍然将重点放在使用螺纹设计的种植体和能在种植体植入后获得高扭矩的手术方案。为此，目前用于某些短种植体和超短种植体的手术方案包括使用比种植体外螺纹尖端小一些的最终扩孔钻，当然这取决于钻孔时遇到的骨密度。但是，在不超过皮质骨的自然弹性的情况下，制备种植体窝洞的尺寸可能会有一些限制[34]。如果植入扭矩过大，不论是因为骨质致密还是最终扩孔钻尺寸过小导致的，尽管可以获得很好的种植体初期稳定性（可以避免早期微动），却有可能导致种植体周围皮质骨发生应力相关的微骨折和压力性骨坏死[33,35]。由此导致的后果是，在种植体周围形成新生皮质骨之前，已经被破坏的骨质需要先被吸收掉。基于种植体形状和表面形态，可能会伴随种植体稳定性暂时减小，继而导致种植体产生足够延迟甚至阻碍骨生成的微动，最终导致早期种植失败[36]。因此一些研究者建议较小的植入扭矩（例如25Ncm）更可取，并且通过共振频率测量仪（轴向稳定性）比通过实现高初始植入扭矩（旋转稳定性）能更好地验证种植体是否有足够的初期稳定性[37]。但是确保足够初期稳定性同时不抑制新骨形成从而影响骨结合的各项因素尚未揭示[34]。

短种植体初始愈合期后，在进行修复程序之前，可以使用共振频率测量仪测量种植体稳定性[36]。如果此时共振频率测量值（RFV）<60，应延长无负载愈合期，在短种植体和超短种植体进行单冠修复前考虑再次测量其稳定性。另外，如果种植体上部修复是联冠式的，使用联冠式临时修复体可以使得种植体渐进性负载，在此之后可以进行RFV测试，验证种植体是否骨结合良好并准备好可以完成最终修复了。如果种植体形貌或质地支持骨引导过程，在制备种植窝洞过程中会出血，血小板激活，纤维快速附着于种植体表面[2,29]。具有足够的种植体稳定性时，其表面很快就会直接形成松质骨（没有明显的骨吸收阶段），成骨方式既有接触成骨（在种植体表面）也有远端成骨（在种植窝洞四周的骨壁）[38]。

锥度

目前使用的种植体外形不是柱形就是锥形，尽管有些混合设计具有两种形状的节段。锥形设计的好处包括其跟天然牙牙根形态更接近，在根方导致骨开裂或损伤邻牙的可能性更小，以及其可以获得更高的初期稳定性[39-40]。因此，目前市场上大多数种植体都具有不同程度的锥度。压力成型的多孔烧结表面种植体（SPSI）具有5°锥度，而PRF种植体具有3°锥度[41]。锥度的大小会影响种植体的初期稳定性和功能性负载时应力的传导。Atieh等[42]使用有限元分析的方法研究了种植体锥度对下颌磨牙区螺纹种植体即刻负载的影响，得出结论认为在种植体负载过程中，小角度的锥形设计（2°~5°）相比于大角度的锥形设计（高达14°）在牙槽嵴顶产生的应力更少。

其他考量

短种植体和超短种植体宏观设计还包括种植体直径、颈圈设计、修复基台连接方式以及平台转移设计，这些因素都会影响牙槽嵴顶骨应力和牙槽嵴顶骨丧失[43-47]。许多种植体制造商在其产品中都包含平台转移设计（修复基台直径小于种植体修复平台直径）以减少牙槽嵴顶应力[48]。至于种植体直径，某些研究者认为，更大的直径对于短种植体更有利，因为相比于增加长度，增加种植体宽度对于改善非轴向负载时的应力传导更为重要[49-50]。临床上稳定的种植体确实会经受规则的、或多或少的非轴向动度，并且趋向于远离有害应力。对于中度粗糙表面螺纹种植体（MRTI）这是不可避免的，因为与SPSI

图2-9 | 负载中的种植体经受任意角度的垂直向、旋转和横向（非轴向）力的组合。螺纹种植体，即使是那些粗糙表面的，对非轴向力的抵抗力也很低，因此会经受力的分量产生的屈应力，从而在下游牙槽嵴顶骨组织和对角的根尖周骨组织产生压应力。对骨组织的影响与种植体长度无关，但是随着种植体直径增加而减少。（经Hagi等许可转载[52]）

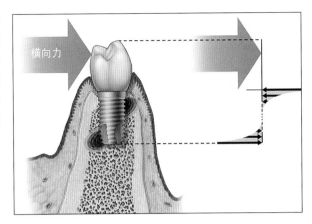

不同，它们在上部表面对于拉应力的抵抗能力很小[51]。因此，大部分负载被接收在力下游的表面（压缩表面）上（图2-9）[52]。更粗的种植体更有可能经受更少的屈应力，从而导致牙槽嵴顶骨组织受到更低的压应力[8]。然而对于种植体宽度的问题，有研究者在最近的一篇文献分析中表明，短螺纹种植体直径>4.5mm时，其失败率增加[53]。这有可能是因为植入更粗的种植体需要额外增加植入扭矩[54]。

种植体颈圈设计（以及种植体是否有平台转移特性）会影响建立生物学宽度（种植体周围用以封闭下方牙槽骨的牙龈上皮和结缔组织形成的袖口）所需的牙槽骨丧失的程度。生物学宽度是指差不多2mm的表面接触（1mm上皮和1mm牙龈或黏膜结缔组织），并且种植体颈圈需要这些密封组织以避免牙槽骨丧失、软组织退缩和不必要的种植体表面暴露[55-56]。早期种植体颈圈设计是高度抛光的机械光滑表面，这样的设计最简单并且看起来最安全。然而，如果机械光滑颈圈太长（>1mm），由于无法保持与机械光滑表面的直接接触，牙槽嵴顶骨组织受到过小的应力也会导致骨丧失（应力屏

蔽导致的失用性萎缩）[41]。如果种植体颈圈是粗糙表面，建议最好将短种植体或超短种植体植入到骨下1mm甚至更多，以减少种植体颈部暴露和微生物污染表面螺纹的风险[28]。在一项最近的动物研究中，研究了MRTI 3种不同的穿龈颈圈设计，包括典型的柱形机械光滑颈圈（0.7mm高）、凹形的机械光滑颈圈以及凹形的粗糙表面颈圈设计[57]。种植体植入时颈圈的下缘位于牙槽嵴顶。其中凹形的机械光滑颈圈的种植体周围边缘骨丧失量最少。可能的原因是曲线形的机械光滑表面类似于平台转移特点，增加了可用于容纳生物学宽度的结缔组织附着长度。在临床上需要尽可能少的骨丧失的情况下，这种类型的颈圈设计将来可能会在短种植体和超短种植体设计中更为有利。

外连接和内连接的种植体修复基台连接方式都被采用，尽管大多数制造商倾向于设计内连接方式，其最常见的是莫氏锥度设计。内连接应用更为广泛的原因在于：

（1）减少了种植体-基台连接界面的微动和固位螺丝松动的概率；

（2）减少牙槽嵴顶受到的应力，减少骨吸

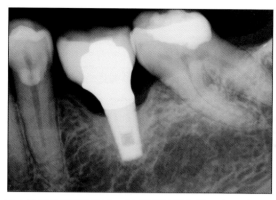 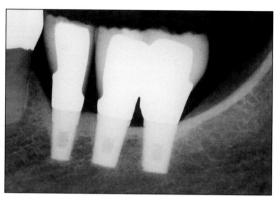

图2-10｜拍摄这张X线片时，该SPSI已经负载18年。这是1颗7mm×4.1mm的含1mm机械光滑颈圈的种植体（DIL：6mm）。可见种植体周围松质骨明显致密化。

图2-11｜该患者植入了3颗独立的SPSI，负载17年。最靠近中的种植体是7mm长（DIL：5mm），直径4.1mm，另外2颗种植体是7mm×5mm（DIL：6mm）。修复医生决定将后2颗种植体进行夹板式连接。

收；

（3）减少在所谓的种植体微间隙及其内部菌斑聚集的可能性[58-59]。

生物学和种植体设计

短种植体和超短种植体在萎缩的后牙区最为有用，但是同时这些部位通常是极度疏松的（Ⅲ类骨和Ⅳ类骨），尤其是在上颌[60]。传统的观念认为，Ⅳ类骨骨质太差或骨密度不足以支持短种植体甚至标准长度螺纹种植体。然而，这一结论主要基于对原始的机械加工Brånemark系统种植体（Nobel Biocare）及其手术方案的随访观察[3]。Davies[38]认为，松质骨对于种植体植入算是优质的骨质，因为如果获得良好的血管化（而不是脂质化），相比于皮质骨，其承受负载后愈合更快，骨重建过程更容易。将中度粗糙表面（例如经过颗粒喷砂和/或酸蚀处理）螺纹种植体植入松质骨后，将首先形成高度细胞化和血管化的小梁状编织骨。

随后编织骨改建成具有成熟哈弗式系统的板层骨，使其能很好地应对功能性应力[2]。实际上，这种反应性对于在松质骨小梁与种植体表面之间形成和重塑或维持稳定的界面十分必要。种植体表面与松质骨之间必须保持一定方向和厚度的相互连接，以便在咬合负载下有效的应力分布[61]。这种适应性的骨改建通常表现为由于骨矿化增强导致的影像学可见的骨密度增加（图2-7，图2-10和图2-11）。然而，短螺纹种植体和超短螺纹种植体进入松质骨的长度可能较少，如果是这种情况，它们相比于标准长度种植体更需要依赖可用的皮质骨。这种骨在对咬合负载的反应中会由于成骨细胞激活而增厚，从而大大减少过度负载的风险[62]。压力成型的短SPSI和超短SPSI的长期稳定性更有赖于松质骨[63]。随着负载时间延长，它们通常表现出种植体颈部1/3和种植体-骨结合界面的松质骨致密化，有时候表现为板层状骨并确认有效的应力转移[29]。

直径>4.5mm的短种植体和超短种植体能否

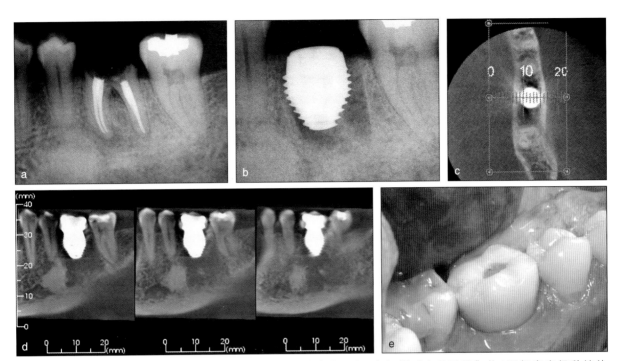

图2-12 |（a）计划拔除该下颌第一磨牙后进行即刻种植。（b）根据《产品手册》将1颗超宽直径种植体（7mm×8mm）植入到骨下2mm时遇到了困难，正如术后即刻X线片所示。（c）种植体负载5年后拍摄锥形束计算机断层成像（CBCT）显示种植位点颊舌向位置十分理想。（d）一系列经过种植体中心的近远中向的CBCT显示由于初始种植体植入深度不足导致中度牙槽嵴顶骨丧失。（e）临床照片显示金属穿透软组织的阴影，原因是没有按照《产品手册》推荐的将种植体植入到骨下2mm。

成功应用，取决于现有的颊舌向或颊腭向牙槽嵴骨宽度。例如，有些临床医生坚持认为，需要8mm宽的颊舌向或颊腭向牙槽骨宽度以容纳5mm直径的短种植体或超短种植体[64]。其原理在于，种植窝预备后牙槽嵴顶颊侧需保留≥2mm骨厚度，以避免位于骨内的种植体螺纹暴露后牙槽骨吸收（即种植体表面要埋入牙槽骨内）[65-66]。该原则例外的情况可能是，当使用具有向内倾斜或球形颈圈的种植体时，采取适当的方案，新骨形成将增加牙槽嵴骨厚度[67]（参见第6章和第8章）。然而，大部分种植体设计并没有这些特点，因此需要植入更深的位置，以

确保必需的颊侧骨壁厚度[68-69]。在一项最近的犬动物实验中，研究者比较了内连接设计的锥形种植体骨下植入和平骨缘植入的区别。经过4个月功能负载后，骨下植入组的边缘骨丧失量明显更少[70]。有一个制造商提供直径达9mm的短种植体，用于磨牙即刻种植（参见第9章）。他们的方案推荐骨下植入种植体向颊侧偏2mm植入，避免不必要的嵴顶骨丧失，但是由于骨密度的原因这可能很难实现，尤其在下颌后牙区[71]（图2-12）。种植体植入同期进行颊侧黏骨膜下过量植骨，可能有助于增加不充足的颊侧骨厚度[72]。

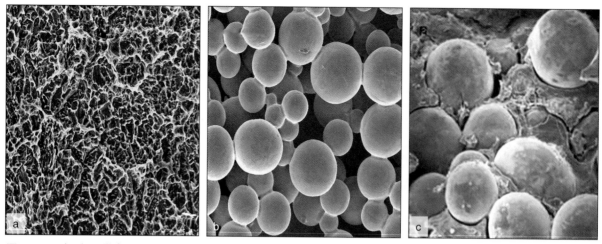

图2-13 | （a）显微电镜扫描（SEM）所见的大颗粒喷砂、酸蚀处理中度粗糙表面[2]（原始放大倍数×2000）。（b）显微电镜扫描所见的多孔烧结表面（SPSI）[29]（原始放大倍数×200）。（c）显微电镜扫描所见的从兔股骨中愈合的种植位点取出的种植体的多孔烧结表面。在骨–种植体界面可见大量的骨组织向内生长[81]（原始放大倍数×300）。

表面特性

原始的Brånemark系统纯钛螺纹种植体具有机械加工的光滑表面，从而在骨结合过程中产生了相对薄弱的、主要是摩擦固位的骨–种植体接触界面[2,29]。这导致种植体承受非轴向力时，对拉应力分量的抵抗力有限（图2-9）。功能性负载时种植体丧失骨结合相关的风险因素有可能被长种植体抵消，因为长种植体能提供更大的骨接触面积。例如，在上颌推荐使用13mm甚至更长的种植体以获得成功[5]。但是很快被认识到将种植体的机械光滑表面通过颗粒喷砂或酸蚀改变成中度粗糙或纹理化表面（图12-13a）可以更为有效地增加骨–种植体接触面积[2]。种植体表面改良也增加了骨引导性和接触成骨功能，从而可以获得更快的骨结合[38,73]。据报告，用Ti-6Al-4V合金制备的MRTI表现出比纯钛（cpTi）种植体更强的抗扭转特性，尽管两者的骨–种植体接触面积值近似[74]。结果，几乎所有

当前可用的螺纹种植体都是中度粗糙表面，并且许多进行了纳米纹理化（亚微米形貌特征）修饰，例如磷酸钙（CaP）纳米涂层的应用。这促进了快速的蛋白黏附和随后的骨祖细胞附着、增殖、分化和扩散[75-76]。早期对于短MRTI成功率报告差异很大，强调获得成功取决于临床技巧、技术和经验[77]。在一项对8mm MRTI的系统评估中，纳入了1992—2009年发表的文章，Neldam和Pinholt[78]报告失败率为0~22.9%，然而另一位学者报告同类型6mm短种植体失败率仅为6%[79]。

在20世纪80年代中期，其他学者使用在骨科较早发展的技术推出了压力成型的多孔烧结表面种植体（SPSI）[41]。这些种植体的可用长度具有0.3mm厚的由Ti-6Al-4V（该合金比纯钛强度更高）构成的球形颗粒层（图2-13b）。颗粒直径的变化使颗粒间形成了50~200μm的相互连接的孔隙，有利于血管和骨组织向内生长，并通过三维（3D）机械互锁（作者称之为

表2-1 | 种植体表面形态的强度

表面类型	估算拉伸强度 (N/mm²)
机械加工	< 1
酸蚀	< 1
喷砂	< 1
等离子喷涂	≈5
多孔烧结	≈10

（数据来自Prof. Robert M. Pillar，多伦多市，安大略省）

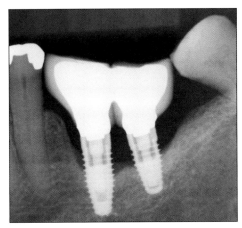

图2-14 | 2颗MRTI用于支持二单位修复体。远中1颗种植体是8mm×4.3mm，近中1颗种植体是10mm×4.3mm。牙槽嵴顶骨丧失导致进行性种植体周围炎，在种植体负载5年后需拔除。促成因素可能是早期使用双膦酸盐类药物治疗骨质疏松症[86]。

骨固连）来固定种植体[80-81]（图2-13c）。这种固定比MRTI更强，因为其提供了明显更大的对非轴向拉应力的抵抗力[29]（表2-1）。结果，压力成型的多孔烧结表面种植体（SPSI）是最早的被成功应用于短种植体和超短种植体的设计之一[82-83]（参见第7章）。

MRTI和SPSI的缺点是，不同于机械光滑表面，它们必须植入到骨水平以下，以避免其暴露于细菌生物膜中。如果种植体表面暴露于菌斑中，可能会引发慢性炎症；进行性的菌斑引起的骨丧失（种植体周围炎）；最终导致种植体失败[84-86]（图2-14）。这导致了MRTI植入方式的变化，即尽管大多数初始的MRTI手术方式是推荐将种植体-基台连接界面或种植体粗糙面的最冠方平骨缘植入，更新的手术方式推荐将种植体植入到骨下至少1mm[87-88]。

中度粗糙表面，具有水平螺纹或鳍式螺纹的压力成型的短种植体或超短种植体一直被推荐植入到骨下达3mm[11,67]（参见第8章）。已经证实，这种植入方式联合使用球形穿龈结构的修复基台可以促进牙槽嵴顶骨组织的稳定性[28]（图2-15）。这些种植体也提供CaP纳米涂层，这有可能促进更多的初始骨-种植体接触，也许能为短种植体和超短种植体提供更强的骨-种植

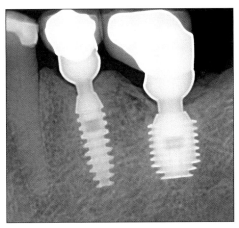

图2-15 | 用压力成型的根形种植体替代下颌第二前磨牙和第一磨牙。负载16年后，磨牙位点的短种植体（8mm×6mm）显示出稳定的牙槽骨水平。2颗种植体最开始就被植入到骨下3mm。球形的修复基台有助于维持牙槽骨高度。（由马萨诸塞州波士顿的Rainier Urdaneta博士和Tom Peterson先生提供；参见第8章）

体接触界面。CaP修饰的表面有利于吸附蛋白质，这一特性有助于纤维蛋白原结合并增加血小板黏附和活化，加速愈合过程[38]。压力成型的多孔烧结表面种植体（SPSI）增加了使用单凝胶涂层法产生的超薄的CaP涂层，最终导致更快、更深入和更紧密的骨向内生长（相比于无涂层SPSI）进入兔股骨种植体的多孔表面区域[89-90]。超薄CaP纳米涂层种植体可增强骨质疏松大鼠股骨中的MRTI的骨结合[91]。然而，尽管有些制造商目前提供CaP纳米涂层种植体，直接将其与无涂层MRTI进行比较的临床试验仍十分缺乏[92]。

冠-种植体（crown-to-implant，C/I）比

直到目前为止，C/I比一直是短种植体主要的关注焦点。从现代口腔种植学的起初，就从理论和经验上确定C/I比应≤1。潜在的风险是牙槽嵴顶处较大的悬臂效应可能会导致牙槽骨微骨折和吸收。已经发表的关于C/I比对牙槽骨的影响的评估尚存在一些疑惑，因为研究者们对于C/I比有两种不同的定义：解剖C/I比（AC/I），指的是以种植体-基台连接面作为分界线；临床C/I比（CC/I），则是以骨-种植体接触的最冠方位置作为分界线[93]。CC/I比貌似是更实际的测量方法[93]。当研究中使用AC/I比时，似乎对边缘骨丧失没有影响[94-95]。另一方面，当CC/I比从0.6增加到2.36时，边缘骨丧失减少了[96]。这可能是因为牙槽嵴顶骨组织受到了良好的生理性负载[97-98]。Nunes等[99]报告了7mm×4mm MRTI的临床发现，这再次表明，C/I比的增加和边缘骨丧失增加并不具有正相关

性。这可以解释为何中度粗糙表面短种植体周围边缘经常表现为骨密度增加（图2-9）。然而，对于AC/I比和CC/I比可能会有不同的临界上限，具体取决于不同的种植体设计。例如，对于多孔烧结表面短种植体和超短种植体，会导致骨丧失和种植体失败风险增加的临界值，AC/I比是3.1，而CC/I比是3.4[100]。在下颌后牙区使用6.5mm或更短MRTI支持联冠固定修复时，AC/I比平均值2.4（分布于1.5~3.69），Anitua等[101]发现，C/I比与牙槽嵴顶骨丧失没有关系。然而，他们确实发现，临床牙冠高度（clinical crown height，CCH）和骨丧失显著相关。CCH是从骨-种植体接触界面最靠近牙槽嵴顶的地方到殆平面（从曲面断层片来看是下颌前牙切缘和双侧磨牙及前磨牙牙尖最冠方点的连线）的距离，类似于CC/I比。随着CCH增加，牙槽嵴顶骨丧失增加，这再次表明已经超过一些关键阈值。

夹板式连接种植体VS单冠修复种植体

大多数关于短螺纹种植体和超短螺纹种植体的研究中所采用的修复方案都是将其与其他种植体，通常是更长的种植体进行刚性连接[94-95,102-103]。其目的是减少与非轴向负荷相关的局部骨应力，更轴向地重新定向这些应力，并避免非夹板式连接的相邻单颗种植体之间可能出现过度的邻接触紧密性，尤其是在低密度骨质中[104]。Mendonça等[104]报告，在平均负载时间9.7年后，后牙区非夹板式连接MRTI（该研究中定义为10mm或更短的种植体）相比于夹板式更容易失败（6.8% VS 2.3%）。非夹板式连接种植体在男性中也更容易失败（比夹板式连

接种植体失败率高10倍），尤其是使用7mm非夹板式固定种植体时。非夹板式和夹板式连接种植体平均牙槽嵴顶骨丧失量没有显著差异〔非夹板式连接种植体为（1.27±1.15）mm，夹板式连接种植体为（1.22±0.95）mm〕。

然而，正如De Bruyn等[27]所强调的那样，计算得出的平均骨丧失值可能会产生误导，因为它们会掩盖某些骨丧失更为严重的位点。支持此预防措施的是由Malchiodi等最近发表的论文[105]。在这项研究中，小级差备洞后植入了111颗MRTI，并在36个月后进行随访。研究中用到的是6mm更宽直径种植体，80%的种植体采取夹板式连接。种植体留存率为98.2%，平均骨丧失为（0.44±0.72）mm，但是成功率仅为94.6%，因为有4颗种植体表现出进展性骨丧失（多达4.2mm或达种植体长度的80%）。重要的是要指出，患者组中还有9mm和11mm种植体，而且它们基于骨丧失的成功率和6mm种植体的成功率相似（分别为94.9%和94.7%），尽管更长的种植体有更小的C/I比。

另一项最近的研究表明，随着用于支持下颌后牙区一段式修复体的夹板式连接种植体数目的增加，牙槽嵴骨丧失减少[106]。与这一发现相反，Clelland等[107]报告，在下颌后牙区使用单颗非夹板式连接6mm MRTI，负载1~3年后表现出明显的种植体周围嵴顶骨高度增加。而6mm夹板式连接种植体没有观察到类似的增加。修复固位螺丝松动确实是非夹板式连接种植体存在的一个问题；然而，如果夹板式连接种植体的修复体设计限制居家日常清洁维护，会对牙槽嵴顶骨组织带来负面影响[108]。Felice等[109]（参见第6章）贡献了在下颌后牙区使用6.6mm×4mm CaP纳米涂层钛合金MRTI的5年数

据。种植体植入时采取级差备洞，潜入式愈合后，所有种植体夹板式连接（每个修复体2~3颗种植体），先进行临时冠修复，4个月后进行最终修复。所有这些程序和措施都是为了促进成功。其中3名患者的5颗种植体脱落，负载5年后，平均牙槽骨丧失为（1.49±0.4）mm，使得螺纹部分（DIL，种植体骨内长度）的20%暴露于骨组织外。鉴于这一观察结果，研究者评论说，最好等待10年的随访评估，以排除由于失去骨结合或种植体折断导致的晚期失败。这些话同样适用于许多目前市场上的短MRTI和超短MRTI，这些种植体甚至没有5年种植体留存率或成功率的数据。

改良的手术程序

种植窝预备

正如所有的手术程序一样，认为有些因素例如术者态度、临床技能和处于压力下的判断都会影响短种植体和超短种植体的临床效果[110]（参见第1章）。然而，随着短MRTI和超短MRTI来自实验研究和人类临床试验的临床数据的积累，显而易见，通过改变标准螺纹种植体的窝洞预备程序可以显著改善预后。术前通过CBCT对骨质和骨密度进行评估，可以帮助术者预估何种改善措施是可取的[111]。这一术前记录在下颌后牙区尤其重要，以避免医源性神经血管损伤[112]。预备种植窝时，使其稍小于种植体直径（<0.3mm）可以增加松质骨-种植体接触面积和种植体周围骨密度[113-114]。然而这种操作可能会减慢初始骨结合进程[115]。如果种植窝预备时仅仅是稍小于种植体直径的级差备洞，则种植体

植入所需增加的扭矩不能够导致皮质骨-种植体界面的微骨折或骨坏死[116]。正如前文所述，过度缩小种植窝洞尺寸将会引起扭矩相关的皮质骨微应变和微骨折，导致牙槽嵴顶骨吸收，推迟皮质骨形成，以及可能的早期种植失败[115]。一些人认为，使用60或更大种植体RFV比使用高植入扭矩来确认适当的种植体初期稳定性更为安全[117]。

缩小种植窝直径的窝洞预备方法被定义为阶梯备洞（stepped osteotomy）[118]。在这种方法中，随着钻针直径从先锋钻到最终钻逐级增加，钻针的预备深度逐渐减少。当种植窝洞位于牙槽嵴顶的直径与种植体匹配时，更靠近根向的种植体直径逐渐比窝洞直径大得更多。逐级备洞时推荐种植体植入最大扭矩为35Ncm，因此不太可能引起牙槽骨微骨折。

避免骨损伤

通过减少钻针的使用和避免在低密度骨组织中钻孔可以增加螺纹种植体的初期稳定性[119-120]。低速（20~80r/min）扩孔或使用相对更新的钻针可能会减少松质骨损伤[121-122]。其他人则建议在松质骨中植入MRTI时，不进行种植窝洞的预成型，使用手动扳手植入种植体[123]。或者，可以通过手动备洞或较新开发的反向操作增加骨密度的钻针进行种植窝预备，使骨损伤最小化，并在上颌后牙区增加种植体周围骨密度，使骨组织紧靠窝洞骨壁[124-126]。Kennedy等[127]提出，使用计算机引导方案植入6mm MRTI导致出乎意料的高早期失败率（8.5%），他们认为是由于扩孔过程中生理盐水冷却不充分。

有一种短种植体和超短种植体设计（参见第8章）是使用手术锤植入种植体而不是拧入骨组织中[67]。临床医生首先使用传统的先锋钻以1100r/min进行预备，然后使用直径增大的栓锁式柱形铰刀（以0.5mm为增量）低速（50r/min或更慢，不冲水）预备，以最大限度地减少创伤，并获取自体骨用于植骨。最后一个铰刀和计划植入的种植体直径相同，然后将种植体轻敲就位，以获得初期稳定性。

自体血供和骨结合

自体富血小板血浆（PRP）制剂已被推广用于短种植体，因为它们固有的聚集生长因子可以提高骨结合速度和质量。上颌后牙区可用窦底骨高度<5mm时，也可以将它们和冲顶法上颌窦底提升术联合应用[128-129]。自体富血小板纤维蛋白凝块（PRP-F）是通过收集患者血液，不加抗凝剂，再进行离心制取的。纤维蛋白凝块可以在种植体植入前放入种植窝洞中，还可以用于充填种植体周围间隙，也可以将PRP液体涂布于种植体表面[130-131]（参见第8章）。

潜入式（两阶段式）和非潜入式（一阶段式）愈合方式都可以被用于短种植体和超短种植体（非潜入式愈合甚至可以进行即刻负载）[11,109,132-133]。然而，对于新手而言，明智的做法是选择一款潜入式愈合的种植体，以消除早期微动的风险。随着时间和经验增加，术者更倾向于选择一阶段式愈合方案，以避免二期手术引起牙槽骨丧失的风险，尤其是在下颌后牙区[134]。将短种植体和超短种植体植入到骨下有利于获得成功的结果。这一技术改良具备了很多优势，例如减少早期微动的风险、确保足够的牙槽嵴骨厚度、最小化牙槽嵴骨吸收，以及增加松质骨内骨–种植体接触[28,68]。通常来说植入到骨下的位置是牙槽嵴顶以下1~2mm，实际上种植体位置的决定性因素是要保证种植体颊侧有近2mm的骨厚度[65]。压力成型PRF种植体通常植入到骨下3mm处[28]（图2-15）。

角化龈

与早期的观点相反[135]，现代口腔种植学认为，维持一定量的角化龈宽度以保证良好的种植体周围生物学封闭，有利于增加种植治疗的长期成功率（图2-2和图2-3）。颊侧牙龈的生物型应为厚龈型（牙周探针探入龈沟时，无法透过牙龈组织看到探针），并且角化龈需达到至少2mm垂直向宽度，因为薄的或窄的角化组织会导致患者的牙槽嵴顶骨组织更容易吸收且种植体周围更容易发生牙龈退缩[136-139]。一旦完成种植修复后，种植体周围只有薄且窄的角化组织，也更容易导致探诊出血和刷牙不适感[140]。不管是在种植体植入阶段还是后续治疗中，如果缺乏充足的角化龈，都可以进行结缔组织移植，通常从腭部获取结缔组织，然后将其植入到颊侧和舌腭侧结缔组织瓣下方，覆盖于种植体及其上方的生物膜以上[141]。或者，在种植体植入的时候，可以以类似的方式将致密的聚四氟乙烯薄膜（例如Regentex）覆盖于种植体上，并使其暴露在外，以通过产生新的角化组织来促进愈合[142]。

短种植体和超短种植体的成功率

目前，已经有一些研究团队开展了前瞻性随机对照临床研究，比较4mm、5mm、6mm短MRTI和长种植体的临床效果。但是大部分研究仅报告了短期随访的数据，有些甚至只有4个月随访的结果。例如Guljé等报告了上下颌后牙区使用6mm种植体和11mm种植体随访1年的临床效果[143]。该研究将患者随机分配到两组，每名患者接受2~3颗种植体联冠修复。该研究得出的结论是：两组获得的治疗效果相似（其中2颗6mm种植体在负载前骨结合失败，另有1颗6mm种植体和1颗11mm种植体在1年随访期内骨结合失败），两组边缘骨丧失都很少且平均值接近。

Slotte等[132]的前瞻性研究报告了在下颌后牙区牙槽嵴萎缩患者使用超短MRTI（4mm×4.1mm；Straumann Tissue Level SLActive）进行局部牙列缺损修复的临床效果，随访时间1~2年。该研究中每个缺牙位点都植入1颗种植体，每名患者植入3~4颗种植体，行联冠修复。进行种植窝预备时，应特别小心，避免过度预备牙槽骨，使用手动扳手植入种植体。种植体植入后非潜入式愈合，杜绝患者佩戴下颌可摘局部义齿。在治疗的32名患者中，有4位由于种植体骨结合失败在修复完成前被排除。在1~2年的随访期中，24名患者的87颗最终被纳入评估分析。种植体1年留存率为95.7%，2年留存率为92.3%，2年平均边缘骨丧失为（0.21±0.39）mm。然而，正如前文提到的，将边缘骨丧失作为短种植体或超短种植体临床疗效的关键性指标可能会提供错误的临床指导，尤其是在短期临床研究中。即使只有少量牙槽骨丧失，种植体失去骨结合也会导致远期失败[95]（图2-16；参见第3章)。机械负载过重似乎是种植失败的显著影响因素，但是对于短种植体和超短种植体还有相当多的变

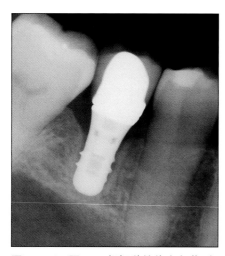

图2-16 | 1颗6mm超短种植体在负载7年后，可能因为骨–种植体界面机械负载过重而松动，须拔除。拔除种植体当天可见种植体周围有透射区。（由安大略省多伦多市的Murray Arlin博士提供）

量影响我们得出结论，尤其是当只有孤立的种植体失败时。尚有许多未知因素，例如年龄相关因素对患者健康的影响、激素水平、饮食摄入、药物使用史都会影响短种植体和超短种植体的长期临床效果。例如近来有研究表明抗抑郁药物会使种植体遭受风险[144]。

另外有些临床医生研究了短种植体或超短种植体（MRTI）支持的单冠的临床效果，但是随访时间也比较短。Toniollo等[145]发表的三维有限元分析提示，使用5mm×4mm的具有莫氏锥度连接的MRTI时，只能采取联冠修复的方式，以避免种植体过度载荷。在更早期的三维有限元分析中[146]，同一研究者预测相比于更长的种植体，5mm MRTI在皮质骨产生的应力增加50%，而在松质骨产生的应力增加80%。尽管如此，Rossi等[147]报告在Ⅰ类骨和Ⅱ类骨使用6mm MRTI修复后牙缺失，仅在植入后6周种植体获得初期骨结合时即进行单冠修复，2年随访结果

良好。植入的40颗种植体中，有2颗在负载前失败，导致种植体2年留存率为95%。Guljé等[148]报告了47颗植入后牙区的6mm MRTI 1年随访结果，该研究中采取单冠修复方式，平均C/I比为2.14，随访期内没有种植体失败，边缘骨丧失也很少［（0.13±0.36）mm］。在另一项研究中，同一位研究者比较了上颌后牙区使用6mm MRTI和11mm种植体支持的单冠修复随访1年的临床效果[149]。长种植体植入同期进行适当的上颌窦底提升。大部分种植体近远中有天然牙存在，从而避免种植体过度负载。该研究中没有种植体失败，两组的1年边缘骨丧失量接近，而且都很少［平均（0.1±0.3）mm］。

另一组研究人员最近报告了上颌后牙区的一项类似随机对照临床研究的结果，随访期为3年[20]。该研究中患者接受1~4颗CaP纳米涂层MRTI，长度为6mm、10mm或更长。较短的种植体植入天然牙槽骨内，较长的种植体植入同期进行经侧壁开窗的上颌窦底提升术。植入时进行的共振频率测试提示两组之间没有显著差异。6mm种植体留存率为100%，10mm或更长的种植体留存率为95%。短种植体获得成功的促进因素可能有以下几个：

（1）大部分6mm种植体的直径达到5mm甚至更宽；

（2）种植体植入时进行了共振频率测试，一旦初始RFV<60，种植体采取潜入式愈合方式；

（3）种植体表面为纳米级粗糙度的CaP涂层。然而正如作者声明，尚需更长时间的随访数据。

最近的其他研究报告了一项前瞻性随机对照多中心临床研究的5年随访结果，该研

究在上下颌后牙区天然牙槽骨植入单颗6mm和10mm MRTI，结果并不支持短种植体更有优势[150]。随访5年后，两组之间边缘骨丧失均很少并且量接近。但是种植失败率有显著差异，短种植体仅有86.7%的留存率，而长种植体留存率达到96.7%。

French报告6mm MRTI在上颌后牙区的7年留存率为87%，但是下颌后牙区留存率为100%，大部分种植体失败发生在行使功能5年之后[151]。尽管如此，2015年，由一组专家发表的综述表示，考虑到在植骨后的上颌窦区植入长种植体会有更多的生物并发症、更多的发病率、更多的治疗费用和更长的手术时间，短种植体也许可以作为更好的替代方案[152]。最近一项研究表明，相比于进行上颌窦区植骨并植入长种植体的治疗方案，选择植入短种植体花费的治疗费节省了一半[153]。

Lai等[123]报告了上下颌后牙区植入6~8mm种植体（Straumann软组织水平种植体）进行单冠修复，随访5~10年（平均7.2年）的临床效果。其中大部分（86%）种植体长度为8mm。总的种植体留存率为98.3%，性别或种植体直径（该研究使用了直径4.1mm和4.8mm的种植体）对结果没有显著影响。然而，正如预期的一样，在疏松骨质（Ⅳ类骨）种植失败更常见，其中15颗种植体（6.5%）发生了种植体周围炎或种植体周围黏膜炎（其中2颗种植体脱落）[60]。究其原因可能是当时推荐这种种植体的大颗粒喷砂、酸蚀表面不用完全植入到骨下。修复并发症发生率为12.6%，作者认为，这可能和单冠修复时边缘部分有最大的应力集中有关，导致修复基台螺丝松动较为普遍。修复1~5年时，边缘骨丧失量很少，平均

（0.05 ± 0.10）mm。

已经有短SPSI和超短SPSI随访10~20年的数据发表。Deporter等[15]提供了在局部牙列缺损的下颌后牙区应用SPSI进行修复的10年随访结果。该研究所使用种植体长度为5~8mm，10年成功率为95.5%，且边缘骨水平稳定，仅有的少量骨丧失存在于种植体机械光滑颈圈部位。其中超过一半（60%）的种植体用于修复磨牙缺失，85.4%的种植体采取单冠修复方式。与此类似，Mangano等[154]报告8mm MRTI支持的单冠修复成功率95%（随访1~10年），该研究中种植体采取潜入式愈合，3个月后进行临时冠修复预负载。Deporter也报告7mm种植体（DIL：5mm）20年留存率或成功率达90%，他们将这种短种植体应用于下颌覆盖义齿修复，各种植体之间相互独立，并未进行刚性连接（图2-2和图2-3）[16]。

结论

迄今为止，积累的研究数据和临床经验已逐渐开始挑战早期的教条，即认为短种植体和超短种植体有很高的失败率[152,155]。然而，许多因素会影响临床结果。足够的种植体初期稳定性至关重要，为此，将种植体植入到偏小的种植窝洞中已经成为大多数短螺纹种植体的标准操作。然而，使得种植窝洞直径过小，或使用非小锥度（2°~5°）种植体可能需要过大的扭矩，并导致骨结合延迟或不足。对于短螺纹种植体和超短螺纹种植体，中度粗糙表面是优选的，CaP纳米涂层可以带来一些可能的好处，但是临床上尚无记录。更宽的种植体直径可能有助于减少牙槽嵴顶骨应力和骨吸收，尽管超

宽直径种植体可能需要过多的扭矩才能充分植入，尤其是在下颌骨中。常规将压力成型PRF种植体进行骨下植入可以增加松质骨的骨–种植体接触面积，并减少骨丧失和种植体骨内粗糙表面暴露的风险。为了减少种植体长期并发症的风险，术者应当确保种植窝预备后颊侧牙槽骨厚度约2mm，并且种植体周围保留宽而厚（≥2mm）角化组织。尽管C/I比>1一般不是风险因素，仍应注意避免超过关键阈值。此外，尽管有些短种植体（例如SPSI和PRF种植体）已证明进行单冠修复后可以长期成功，但是大多数短螺纹种植体和超短螺纹种植体似乎在作为联冠修复中的一部分时表现更好。

参考文献

[1]Adell R, Lekholm U, Rockler B, Brånemark PI. A 15-year study of osseointegrated implants in the treatment of the edentulous jaw. Int J Oral Surg 1981;10:387–416.

[2]Albrektsson T, Wennerberg A. Oral implant surfaces: Part 1—Review focusing on topographic and chemical properties of different surfaces and in vivo responses to them. Int J Prosthodont 2004;17:536–543.

[3]Weng D, Jacobson Z, Tarnow D, et al. A prospective multicenter clinical trial of 3i machined-surface implants: Results after 6 years of follow-up. Int J Oral Maxillofac Implants 2003;18:417–423.

[4]Wyatt CC, Zarb GA. Treatment outcomes of patients with implant-supported fixed partial prostheses. Int J Oral Maxillofac Implants 1998;13:204–211.

[5]van Steenberghe D, Lekholm U, Bolender C, et al. Applicability of osseointegrated oral implants in the rehabilitation of partial edentulism: A prospective multicenter study on 558 fixtures. Int J Oral Maxillofac Implants 1990;5:272–281.

[6]Deporter D, Todescan R, Riley N. Porous-surfaced dental implants in the partially edentulous maxilla: Assessment for subclinical mobility. Int J Periodontics Restorative Dent 2002;22:184–192.

[7]Ito Y, Sato D, Yoneda S, Ito D, Kondo H, Kasugai S. Relevance of resonance frequency analysis to evaluate dental implant stability: Simulation and histomorphometrical animal experiments. Clin Oral Implants Res 2008;19:9–14.

[8]Ostman PO, Hellman M, Wendelhag I, Sennerby L. Resonance frequency analysis measurements of implants at placement surgery. Int J Prosthodont 2006;19:77–83.

[9]Miyamoto I, Tsuboi Y, Wada E, Suwa H, Iizuka T. Influence of cortical bone thickness and implant length on implant stability at the time of surgery—Clinical, prospective, biomechanical, and imaging study. Bone 2005;37: 776–780.

[10]Deporter D, Todescan R, Caudry S. Simplifying management of the posterior maxilla using short, porous-surfaced dental implants and simultaneous indirect sinus elevation. Int J Periodontics Restorative Dent 2000;20:476–485.

[11]Gentile MA, Chuang SK, Dodson TB. Survival estimates and risk factors for failure with 6 × 5.7–mm implants. Int J Oral Maxillofac Implants 2005;20:930–937.

[12]Cullum D, Deporter D. Minimally Invasive Dental Implant Surgery. Hoboken, NJ: Wiley, 2016.

[13]Renouard F, Nisand D. Impact of implant length and diameter on survival rates. Clin Oral Implants Res 2006;17(suppl 2):35–51.

[14]Neugebauer J, Nickenig HJ, Zöller JE; Department of Cranio-maxillofacial and Plastic Surgery and Interdisciplinary Department for Oral Surgery and Implantology; Centre for Dentistry and Oral and Maxillofacial Surgery. Update on short, angulated and diameter-reduced implants. Presented at the 11th European Consensus Conference, Cologne, 6 Feb 2016.

[15]Deporter DA, Kermalli J, Todescan R, Atenafu E. Performance of sintered, porous-surfaced, press-fit implants after 10 years of function in the partially edentulous posterior mandible. Int J Periodontics Restorative Dent 2012;32:563–570.

[16]Deporter D, Pharoah M, Yeh S, Todescan R, Atenafu EG. Performance of titanium alloy sintered porous-surfaced (SPS) implants supporting mandibular overdentures during a 20-year prospective study. Clin Oral Implants Res 2014;25:e189–e195.

[17]Guljé FL, Raghoebar GM, Ter Meulen JW, Vissink A, Meijer HJ. Mandibular overdentures supported by 6-mm dental implants: A 1-year prospective cohort study. Clin Implant Dent Relat Res 2012;14(suppl 1):e59–e66.

[18]Deporter D, Watson PA, Booker D. Simplifying the treatment of edentulism: A new type of implant. J Am Dent Assoc 1996;127:1343–1349.

[19]Summers RB. The osteotome technique: Part 3—Less invasive methods of elevating the sinus floor. Compendium 1994;15:698–700.

[20]Bechara S, Kubilius R, Veronesi G, Pires JT, Shibli JA, Mangano FG. Short (6-mm) dental implants versus sinus floor elevation and placement of longer (≥10-mm) dental implants: A randomized controlled trial with a 3-year follow-up. Clin Oral Implants Res 2017;28:1097–1107.

[21]Felice P, Soardi E, Pellegrino G, et al. Treatment of the atrophic edentulous maxilla: Short implants versus bone augmentation for placing longer implants. Five-month post-loading results of a pilot randomised controlled trial. Eur J Oral Implantol 2011;4:191–202.

[22]Zill A, Precht C, Beck-Broichsitter B, et al. Implants inserted with graftless osteotome sinus floor elevation—A 5-year post-loading retrospective study. Eur J Oral Implantol 2016;9:277–289.

[23]Del Fabbro M, Corbella S, Weinstein T, Ceresoli V, Taschieri S. Implant survival rates after osteotome-mediated maxillary sinus augmentation: A systematic review. Clin Implant Dent Relat Res 2012;14(suppl 1):e159–e168.

[24]Deporter D. Short dental implants: What works and what doesn't? A literature interpretation. Int J Periodontics Restorative Dent 2013;33:457–464.

[25]Lemos CA, Ferro-Alves ML, Okamoto R, Mendonça MR, Pellizzer EP. Short dental implants versus standard dental implants placed in the posterior jaws: A systematic review and meta-analysis. J Dent 2016;47:8–17.

[26]Vervaeke S, Collaert B, Cosyn J, De Bruyn H. A 9-year prospective case series using multivariate analyses to identify predictors of early and late peri-implant bone loss. Clin Implant Dent Relat Res 2016;18:30–39.

[27]De Bruyn H, Christiaens V, Doornewaard R, et al. Implant surface roughness and patient factors on long-term peri-implant bone loss. Periodontol 2000 2017;73:218–227.

[28]Urdaneta RA, Seemann R, Dragan IF, Lubelski W, Leary J, Chuang SK. A retrospective radiographic study on the effect of natural tooth-implant proximity and an introduction to the concept of a bone-loading platform switch. Int J Oral Maxillofac Implants 2014;29:1412–1424.

[29]Pilliar RM. Overview of surface variability of metallic endosseous dental implants: Textured and porous surface-structured designs. Implant Dent 1998;7:305–314.

[30]Misch CE. Contemporary Implant Dentistry, ed 3. St Louis: Mosby, 2008.

[31]Ryu HS, Namgung C, Lee JH, Lim YJ. The influence of thread geometry on implant osseointegration under immediate loading: A literature review. J Adv Prosthodont 2014;6:547–554.

[32]Lima de Andrade C, Carvalho MA, Bordin D, da Silva WJ, Del Bel Cury AA, Sotto-Maior BS. Biomechanical behavior of the dental implant macrodesign. Int J Oral Maxillofac Implants 2017;32:264–270.

[33]Coelho PG, Jimbo R. Osseointegration of metallic devices: Current trends based on implant hardware design. Arch Biochem Biophys 2014;561:99–108.

[34]Campos FE, Jimbo R, Bonfante EA, et al. Are insertion torque and early osseointegration proportional? A histologic evaluation. Clin Oral Implants Res 2015;26:1256–1260.

[35]Cha JY, Pereira MD, Smith AA, et al. Multiscale analyses of the bone-implant interface. J Dent Res 2015;94:482–490.

[36]Sennerby L, Meredith N. Implant stability measurements using resonance frequency analysis: Biological and biomechanical aspects and clinical implications. Periodontol 2000 2008;47:51–66.

[37]Norton MR. The influence of insertion torque on the survival of immediately placed and restored single-tooth implants. Int J Oral Maxillofac Implants 2011;26:1333–1343.

[38]Davies JE. Understanding peri-implant endosseous healing. J Dent Educ 2003;67:932–949.

[39]O'Sullivan D, Sennerby L, Meredith N. Influence of implant taper on the primary and secondary stability of osseointegrated titanium implants. Clin Oral Implants Res 2004;15:474–480.

[40]Lozano-Carrascal N, Salomó-Coll O, Gilabert-Cerdà M, Farré-Pagés N, Gargallo-Albiol J, Hernández-Alfaro F. Effect of implant macro-design on primary stability: A prospective clinical study. Med Oral Patol Oral Cir Bucal 2016;21:e214–e221.

[41]Pilliar RM, Deporter DA, Watson PA, Valiquette N. Dental implant design—Effect on bone remodeling. J Biomed Mater Res 1991;25:467–483.

[42]Atieh MA, Shahmiri RA. Evaluation of optimal taper of immediately loaded wide-diameter implants: A finite element analysis. J Oral Implantol 2013;39:123–132.

[43]Brink J, Meraw SJ, Sarment DP. Influence of implant diameter on surrounding bone. Clin Oral Implants Res 2007;18:563–568.

[44]Baggi L, Cappelloni I, Di Girolamo M, Maceri F, Vairo G. The influence of implant diameter and length on stress distribution of osseointegrated implants related to crestal bone geometry: A three-dimensional finite element analysis. J Prosthet Dent 2008;100:422–431.

[45]Maeda Y, Miura J, Taki I, Sogo M. Biomechanical analysis on platform switching: Is there any biomechanical rationale? Clin Oral Implants Res 2007;18:581–584.

[46]Canullo L, Fedele GR, Iannello G, Jepsen S. Platform switching and marginal bone-level alterations: The results of a randomized-controlled trial. Clin Oral Implants Res 2010;21:115–121.

[47]Calvo-Guirado JL, Gómez-Moreno G, López-Marí L, Guardia J, Negri B, Martínez-González JM. Crestal bone loss evaluation in osseotite expanded platform implants: A 5-year study. Clin Oral Implants Res 2011;22:1409–1414.

[48]Lazzara RJ, Porter SS. Platform switching: A new concept in implant dentistry for controlling postrestorative crestal bone levels. Int J Periodontics Restorative Dent 2006;26:9–17.

[49]Ting M, Palermo M, Donatelli DP, Gaughan JP, Suzuki JB, Jefferies SR. A meta-analysis on the effect of implant characteristics on the survival of the wide-diameter implant. Int J Implant Dent 2015;1:28.

[50]Anitua E, Tapia R, Luzuriaga F, Orive G. Influence of implant length, diameter, and geometry on stress distribution: A finite element analysis. Int J Periodontics Restorative Dent 2010;30:89–95.

[51]Pilliar RM, Sagals G, Meguid SA, Oyonarte R, Deporter DA. Threaded versus porous-surfaced implants as anchorage units for orthodontic treatment: Three-dimensional finite element analysis of peri-implant bone tissue stresses. Int J Oral Maxillofac Implants 2006;21:879–889.

[52]Hagi D, Deporter DA, Pilliar RM, Arenovich T. A targeted review of study outcomes with short (< or = 7 mm) endosseous dental implants placed in partially edentulous patients. J Periodont 2004;75:798–804.

[53]Monje A, Fu JH, Chan HL, et al. Do implant length and width matter for short dental implants (<10 mm)? A meta-analysis of prospective studies. J Periodontol 2013;84:1783–1791.

[54]Atieh MA, Alsabeeha NH, Payne AG, Schwass DR, Duncan WJ. Insertion torque of immediate wide-diameter

implants: A finite element analysis. Quintessence Int 2012;43: e115–e126.

[55]Berglundh T, Lindhe J. Dimension of the periimplant mucosa. Biological width revisited. J Clin Periodontol 1996;23:971–973.

[56]Deporter D, Al-Sayyed A, Pilliar RM, Valiquette N. "Biologic width" and crestal bone remodeling with sintered porous-surfaced dental implants: A study in dogs. Int J Oral Maxillofac Implants 2008;23:544–550.

[57]Huh JB, Rheu GB, Kim YS, Jeong CM, Lee JY, Shin SW. Influence of implant transmucosal design on early peri-implant tissue responses in beagle dogs. Clin Oral Implants Res 2014;25:962–968.

[58]Gracis S, Michalakis K, Vigolo P, Vult von Steyern P, Zwahlen M, Sailer I. Internal vs. external connections for abutments/reconstructions: A systematic review. Clin Oral Implants Res 2012;23(suppl 6):202–216.

[59]Cooper LF, Tarnow D, Froum S, Moriarty J, De Kok IJ. Comparison of marginal bone changes with internal conus and external hexagon design implant systems: A prospective, randomized study. Int J Periodontics Restorative Dent 2016;36:631–642.

[60]Lekholm U, Zarb GA. Patient selection and preparation. In: Brånemark PI, Zarb GA, Albrektsson T (eds). Tissue-Integrated Prostheses: Osseointegration in Clinical Dentistry. Chicago: Quintessence, 1985:199–209.

[61]Stanford CM, Brand RA. Toward an understanding of implant occlusion and strain adaptive bone modeling and remodeling. J Prosthet Dent 1999;81:553–561.

[62]Robling AG, Castillo AB, Turner CH. Biomechanical and molecular regulation of bone remodeling. Annu Rev Biomed Eng 2006;8:455–498.

[63]Deporter D, Caudry S, Kermalli J, Adegbembo A. Further data on the predictability of the indirect sinus elevation procedure used with short, sintered, porous-surfaced dental implants. Int J Periodontics Restorative Dent 2005;25: 585–593.

[64]Esposito M, Pellegrino G, Pistilli R, Felice P. Rehabilitation of postrior atrophic edentulous jaws: Prostheses supported by 5 mm short implants or by longer implants in augmented bone? One-year results from a pilot randomised clinical trial. Eur J Oral Implantol 2011;4:21–30.

[65]Spray JR, Black CG, Morris HF, Ochi S. The influence of bone thickness on facial marginal bone response: Stage 1 placement through stage 2 uncovering. Ann Periodontol 2000;5:119–128.

[66]Qahash M, Susin C, Polimeni G, Hall J, Wikesjö UM. Bone healing dynamics at buccal peri-implant sites. Clin Oral Implants Res 2008;19:166–172.

[67]Urdaneta RA, Daher S, Leary J, Emanuel KM, Chuang SK. The survival of ultrashort locking-taper implants. Int J Oral Maxillofac Implants 2012;27:644–654.

[68]Calvo-Guirado JL, López-López PJ, Mate Sanchez JE, Gargallo Albiol J, Velasco Ortega E, Delgado Ruiz R. Crestal bone loss related to immediate implants in crestal and subcrestal position: A pilot study in dogs. Clin Oral Implants Res 2014;25:1286–1294.

[69]Tomasi C, Sanz M, Cecchinato D, et al. Bone dimensional variations at implants placed in fresh extraction sockets: A multilevel multivariate analysis. Clin Oral Implants Res 2010;21:30–36.

[70]Huang B, Meng H, Zhu W, Witek L, Tovar N, Coelho PG. Influence of placement depth on bone remodeling around tapered internal connection implants: A histologic study in dogs. Clin Oral Implants Res 2015;26:942–949.

[71]Vandeweghe S, Ackermann A, Bronner J, Hattingh A, Tschakaloff A, De Bruyn H. A retrospective, multicenter study on a novo wide-body implant for posterior regions. Clin Implant Dent Relat Res 2012;14:281–292.

[72]Brugnami F, Caiazzo A. Efficacy evaluation of a new buccal bone plate preservation technique: A pilot study. Int J Periodontics Restorative Dent 2011;31:67–73.

[73]Cochran DL, Buser D, ten Bruggenkate CM, et al. The use of reduced healing times on ITI implants with a sand-blasted and acid-etched (SLA) surface: Early results from clinical trials on ITI SLA implants. Clin Oral Implants Res 2002;13:144–153.

[74]Castellano A, Gil LF, Bonfante EA, et al. Early healing evaluation of commercially pure titanium and Ti-6AI-4V presenting similar surface texture: An in vivo study. Implant Dent 2017;26:338–344.

[75]Mendonça G, Mendonça DB, Aragão FJ, Cooper LF. Advancing dental implant surface technology—From micron- to nanotopography. Biomaterials 2008;29: 3822–3835.

[76]Alenezi A, Naito Y, Andersson M, Chrcanovic BR, Wennerberg A, Jimbo R. Characteristics of 2 different commercially available implants with or without nanotopography. Int J Dent 2013;2013:769768.

[77]Jemt T, Olsson M, Renouard F, Stenport V, Friberg B. Early implant failures related to individual surgeons: An analysis covering 11,074 operations performed during 28 years. Clin Implant Dent Relat Res 2016;18:861–872.

[78]Neldam CA, Pinholt EM. State of the art of short dental implants: A systematic review of the literature. Clin Implant Dent Relat Res 2012;14:622–632.

[79]Srinivasan M, Vazquez L, Rieder P, Moraguez O, Bernard JP, Belser UC. Survival rates of short (6 mm) micro-rough surface implants: A review of literature and meta-analysis. Clin Oral Implants Res 2014;25:539–545.

[80]Deporter D, Watson PA, Pilliar RM, Chipman ML, Valiquette N. A histological comparison in the dog of porous-coated vs. threaded dental implants. J Dent Res 1990;69:1138–1145.

[81]Deporter D, Watson PA, Pilliar RM, et al. A prospective clinical study in humans of an endosseous dental implant partially covered with a powder-sintered porous coating: 3- to 4-year results. Int J Oral Maxillofac Implants 1996;11:87–95.

[82]Deporter D, Ogiso B, Sohn DS, Ruljancich K, Pharoah M. Ultrashort sintered porous-surfaced dental implants used to replace posterior teeth. J Periodontol 2008;79:1280–1286.

[83]Deporter D, Watson PA, Pilliar RM, Howley TP, Winslow J. A histological evaluation of a functional endosseous, porous-surfaced, titanium alloy dental implant system in the dog. J Dent Res 1988;67:1190–1195.

[84] Berglundh T, Gotfredsen K, Zitzmann NU, Lang NP, Lindhe J. Spontaneous progression of ligature induced peri-implantitis at implants with different surface roughness: An experimental study in dogs. Clin Oral Implants Res 2007;18:655–661.

[85] Yip JK, Borrell LN, Cho SC, Francisco H, Tarnow DP. Association between oral bisphosphonate use and dental implant failure among middle-aged women. J Clin Periodontol 2012;39:408–414.

[86] Buser D, Belser UC, Lang NP. The original one-stage dental implant system and its clinical application. Periodontol 2000 1998;17:106–118.

[87] Buser D. Clinical advantages of modern micro-rough implant surfaces. Presented at the 25th Annual Congress of the European Association of Osseointegration, Paris, 1 Oct 2016.

[88] Koutouzis T, Neiva R, Nonhoff J, Lundgren T. Placement of implants with platform-switched Morse taper connections with the implant-abutment interface at different levels in relation to the alveolar crest: A short-term (1-year) randomized prospective controlled clinical trial. Int J Oral Maxillofac Implants 2013;28:1553–1563.

[89] Gan L, Wang J, Tache A, Valiquette N, Deporter D, Pilliar R. Calcium phosphate sol-gel-derived thin films on porous-surfaced implants for enhanced osteoconductivity. Part II: Short-term in vivo studies. Biomaterials 2004;25: 5313–5321.

[90] Taché A, Gan L, Deporter D, Pilliar RM. Effect of surface chemistry on the rate of osseointegration of sintered porous-surfaced Ti-6AI-4V implants. Int J Oral Maxillofac Implants 2004;19:19–29.

[91] Alghamdi HS, Cuijpers VM, Wolke JG, van den Beucken JJ, Jansen JA. Calcium-phosphate-coated oral implants promote osseointegration in osteoporosis. J Dent Res 2013;92:982–988.

[92] Smeets R, Stadlinger B, Schwarz F, et al. Impact of dental implant surface modifications on osseointegration. Biomed Res Int 2016;2016:6285620.

[93] Blanes RJ. To what extent does the crown-implant ratio affect the survival and complications of implant-supported reconstructions? A systematic review. Clin Oral Implants Res 2009;20(suppl 4):67–72.

[94] Rokni S, Todescan R, Watson P, Pharoah M, Adegbembo AO, Deporter D. An assessment of crown-to-root ratios with short sintered porous-surfaced implants supporting prostheses in partially edentulous patients. Int J Oral Maxillofac Implants 2005;20:69–76.

[95] Tawil G, Aboujaoude N, Younan R. Influence of prosthetic parameters on the survival and complication rates of short implants. Int J Oral Maxillofac Implants 2006;21: 275–282.

[96] Garaicoa-Pazmiño C, Suárez-López del Amo F, Monje A, et al. Influence of crown/implant ratio on marginal bone loss: A systematic review. J Periodontol 2014;85: 1214–1221.

[97] Blanes RJ, Bernard JP, Blanes ZM, Belser UC. A 10-year prospective study of ITI dental implants placed in the posterior region. II: Influence of the crown-to-implant ratio and different prosthetic treatment modalities on crestal bone loss. Clin Oral Implants Res 2007;18:707–714.

[98] Lee KJ, Kim YG, Park JW, Lee JM, Suh JY. Influence of crown-to-implant ratio on periimplant marginal bone loss in the posterior region: A five-year retrospective study. J Periodontal Implant Sci 2012;42:231–236.

[99] Nunes M, Almeida RF, Felino AC, Maló P, de Araújo Nobre M. The influence of crown-to-implant ratio on short implant marginal bone loss. Int J Oral Maxillofac Implants 2016;31:1156–1163.

[100] Malchiodi L, Cucchi A, Ghensi P, Consonni D, Nocini PF. Influence of crown-implant ratio on implant success rates and crestal bone levels: A 36-month follow-up prospective study. Clin Oral Implants Res 2014;25:240–251.

[101] Anitua E, Alkhraist MH, Piñas L, Begoña L, Orive G. Implant survival and crestal bone loss around extra-short implants supporting a fixed denture: The effect of crown height space, crown-to-implant ratio, and offset placement of the prosthesis. Int J Oral Maxillofac Implants 2014;29:682–689.

[102] Anitua E, Piñas L, Begoña L, Orive G. Long-term retrospective evaluation of short implants in the posterior areas: Clinical results after 10-12 years. J Clin Periodontol 2014;41:404–411.

[103] Yilmaz B, Seidt JD, McGlumphy EA, Clelland NL. Comparison of strains for splinted and nonsplinted screw-retained prostheses on short implants. Int J Oral Maxillofac Implants 2011;26:1176–1182.

[104] Mendonça JA, Francischone CE, Senna PM, Matos de Oliveira AE, Sotto-Maior BS. A retrospective evaluation of the survival rates of splinted and non-splinted short dental implants in posterior partially edentulous jaws. J Periodontol 2014;85:787–794.

[105] Malchiodi L, Caricasulo R, Cucchi A, Vinci R, Agliardi E, Gherlone E. Evaluation of ultrashort and longer implants with microrough surfaces: Results of a 24- to 36-month prospective study. Int J Oral Maxillofac Implants 2017;32: 171–179.

[106] Tabrizi R, Arabion H, Aliabadi E, Hasanzadeh F. Does increasing the number of short implants reduce marginal bone loss in the posterior mandible? A prospective study. Br J Oral Maxillofac Surg 2016;54:731–735.

[107] Clelland N, Chaudhry J, Rashid RG, McGlumphy E. Split-mouth comparison of splinted and nonsplinted prostheses on short implants: 3-year results. Int J Oral Maxillofac Implants 2016;31:1135–1141.

[108] Serino G, Ström C. Peri-implantitis in partially edentulous patients: Association with inadequate plaque control. Clin Oral Implants Res 2009;20:169–174.

[109] Felice P, Cannizzaro G, Barausse C, Pistilli R, Esposito M. Short implants versus longer implants in vertically augmented posterior mandibles: A randomised controlled trial with 5-year after loading follow-up. Eur J Oral Implantol 2014;7:359–369.

[110] Renouard F, Amalberti R, Renouard E. Are "human factors" the primary cause of complications in the field of implant dentistry? Int J Oral Maxillofac Implants 2017;32: e55–e61.

[111] Isoda K, Ayukawa Y, Tsukiyama Y, Sogo M, Matsushita Y, Koyano K. Relationship between the bone density

estimated by cone-beam computed tomography and the primary stability of dental implants. Clin Oral Implants Res 2012;23:832–836.

[112] Yilmaz Z, Ucer C, Scher E, Suzuki J, Renton T. A survey of the opinion and experience of UK dentists: Part 1: The incidence and cause of iatrogenic trigeminal nerve injuries related to dental implant surgery. Implant Dent 2016;25: 638–645.

[113] Al-Marshood MM, Junker R, Al-Rasheed A, Al Farraj Aldosari A, Jansen JA, Anil S. Study of the osseointegration of dental implants placed with an adapted surgical technique. Clin Oral Implants Res 2011;22:753–759.

[114] Rea M, Lang NP, Ricci S, Mintrone F, González-González G, Botticelli D. Healing of implants installed in over- or under-prepared sites—An experimental study in dogs. Clin Oral Implants Res 2015;26:442–446.

[115] Eom TG, Kim HW, Jeon GR, Yun MJ, Huh JB, Jeong CM. Effects of different implant osteotomy preparation sizes on implant stability and bone response in the minipig mandible. Int J Oral Maxillofac Implants 2016;31:997–1006.

[116] Trisi P, Todisco M, Consolo U, Travaglini D. High versus low implant insertion torque: A histologic, histomorphometric, and biomechanical study in the sheep mandible. Int J Oral Maxillofac Implants 2011;26:837–849.

[117] Glauser R, Sennerby L, Meredith N, et al. Resonance frequency analysis of implants subjected to immediate or early functional occlusal loading. Successful vs. failing implants. Clin Oral Implants Res 2004;15:428–434.

[118] Boustany CM, Reed H, Cunningham G, Richards M, Kanawati A. Effect of a modified stepped osteotomy on the primary stability of dental implants in low-density bone: A cadaver study. Int J Oral Maxillofac Implants 2015;30: 48–55.

[119] Gehrke SA, Guirado JL, Bettach R, Fabbro MD, Martínez CP, Shibli JA. Evaluation of the insertion torque, implant stability quotient and drilled hole quality for different drill design: An in vitro investigation [epub ahead of print 8 March 2016]. Clin Oral Implants Res doi: 10.1111/clr.12808.

[120] Vidyasagar L, Salms G, Apse P, Teibe U. The influence of site preparation (countersinking) on initial dental implant stability. An in vitro study using resonance frequency analysis. Stomatologija 2004;6:14–16.

[121] Anitua E, Carda C, Andia I. A novel drilling procedure and subsequent bone autograft preparation: A technical note. Int J Oral Maxillofac Implants 2007;22:138–145.

[122] Allsobrook OF, Leichter J, Holborrow D, Swain M. Descriptive study of the longevity of dental implant surgery drills. Clin Implant Dent Relat Res 2011;13:244–254.

[123] Lai HC, Si MS, Zhuang LF, Shen H, Liu YL, Wismeijer D. Long-term outcomes of short dental implants supporting single crowns in posterior region: A clinical retrospective study of 5-10 years. Clin Oral Implants Res 2013;24: 230–237.

[124] Nkenke E, Kloss F, Wiltfang J, et al. Histomorphometric and fluorescence microscopic analysis of bone remodelling after installation of implants using an osteotome technique. Clin Oral Implants Res 2002;13:595–602.

[125] Nóbrega AR, Norton A, Silva JA, Silva JP, Branco FM, Anitua E. Osteotome versus conventional drilling technique for implant site preparation: A comparative study in the rabbit. Int J Periodontics Restorative Dent 2012;32: e109–e115.

[126] Lahens B, Neiva R, Tovar N, et al. Biomechanical and histologic basis of osseodensification drilling for endosteal implant placement in low density bone. An experimental study in sheep. J Mech Behav Biomed Mater 2016;63: 56–65.

[127] Kennedy KS, Jones EM, Kim DG, McGlumphy EA, Clelland NL. A prospective clinical study to evaluate early success of short implants. Int J Oral Maxillofac Implants 2013;28:170–177.

[128] Anitua E. Enhancement of osseointegration by generating a dynamic implant surface. J Oral Implantol 2006;32: 72–76.

[129] Anitua E, Flores J, Alkhraisat MH. Transcrestal sinus floor augmentation by sequential drilling and the use of plasma rich in growth factors. Int J Oral Maxillofac Implants 2017;32:e167–e173.

[130] Dohan DM, Choukroun J, Diss A, et al. Platelet-rich fibrin (PRF): A second-generation platelet concentrate. Part I: Technological concepts and evolution. Oral Surg Oral Med Oral Pathol Oral Radiol Endod 2006;101:e37–e44.

[131] Neiva RF, Gil LF, Tovar N, et al. The synergistic effect of leukocyte platelet-rich fibrin and micrometer/nanometer surface texturing on bone healing around immediately placed implants: An experimental study in dogs. Biomed Res Int 2016;2016:9507342.

[132] Slotte C, Grønningsaeter A, Halmøy AM, et al. Four-millimeter implants supporting fixed partial dental prostheses in the severely resorbed posterior mandible: Two-year results. Clin Implant Dent Relat Res 2012;14(suppl 1):e46–e58.

[133] Cannizzaro G, Felice P, Leone M, Ferri V, Viola P, Esposito M. Immediate versus early loading of 6.5 mm-long flap-less-placed single implants: A 4-year after loading report of a split-mouth randomised controlled trial. Eur J Oral Implantol 2012;5:111–121.

[134] Fickl S, Kebschull M, Schupbach P, Zuhr O, Schlagenhauf U, Hürzeler MB. Bone loss after full-thickness and partial-thickness flap elevation. J Clin Periodontol 2011;38:157–162.

[135] Apse P, Zarb GA, Schmitt A, Lewis DW. The longitudinal effectiveness of osseointegrated dental implants. The Toronto Study: Peri-implant mucosal response. Int J Periodontics Restorative Dent 1991;11:94–111.

[136] Bouri A Jr, Bissada N, Al-Zahrani MS, Faddoul F, Nouneh I. Width of keratinized gingiva and the health status of the supporting tissues around dental implants. Int J Oral Maxillofac Implants 2008;23:323–326.

[137] Linkevicius T, Apse P, Grybauskas S, Puisys A. The influence of soft tissue thickness on crestal bone changes around implants: A 1-year prospective controlled clinical trial. Int J Oral Maxillofac Implants 2009;24:712–719.

[138] Bengazi F, Botticelli D, Favero V, Perini A, Urbizo Velez J, Lang NP. Influence of presence or absence of keratinized mucosa on the alveolar bony crest level as it relates to different buccal marginal bone thicknesses. An

experimental study in dogs. Clin Oral Implants Res 2014;25: 1065–1071.

[139] Jiansheng H, Dongying X, Xianfeng W, Baoyi X, Qiong L, Jincai Z. Clinical evaluation of short and wide-diameter implants immediately placed into extraction sockets of posterior areas: A 2-year retrospective study. J Oral Implantol 2012;38:729–737.

[140] Souza AB, Tormena M, Matarazzo F, Araújo MG. The influence of peri-implant keratinized mucosa on brushing discomfort and peri-implant tissue health. Clin Oral Implants Res 2016;27:650–655.

[141] Bianchi AE, Sanfilippo F. Single-tooth replacement by immediate implant and connective tissue graft: A 1-9-year clinical evaluation. Clin Oral Implants Res 2004;15: 269–277.

[142] Barber HD, Lignelli J, Smith BM, Bartee BK. Using a dense PTFE membrane without primary closure to achieve bone and tissue regeneration. J Oral Maxillofac Surg 2007;65:748–752.

[143] Guljé FL, Abrahamsson I, Chen S, Stanford C, Zadeh H, Palmer R. Implants of 6 mm vs. 11 mm lengths in the posterior maxilla and mandible: A 1-year multicenter randomized controlled trial. Clin Oral Implants Res 2013;24:1325–1331.

[144] Chrcanovic BR, Kisch J, Albrektsson T, Wennerberg A. Is the intake of selective serotonin reuptake inhibitors associated with an increased risk of dental implant failure? Int J Oral Maxillofac Surg 2017;46:782–788.

[145] Toniollo MB, Macedo AP, Rodrigues RC, Ribeiro RF, de Mattos MG. A three-dimensional finite element analysis of the stress distribution generated by splinted and nonsplinted prostheses in the rehabilitation of various bony ridges with regular or short Morse taper implants. Int J Oral Maxillofac Implants 2017;32:372–376.

[146] Toniollo MB, Macedo AP, Rodrigues RC, Ribeiro RF, de Mattos Mda G. Three-dimensional finite element analysis of stress distribution on different bony ridges with different lengths of Morse taper implants and prosthesis dimensions. J Craniofac Surg 2012;23:1888–1892.

[147] Rossi F, Ricci E, Marchetti C, Lang NP, Botticelli D. Early loading of single crowns supported by 6-mm-long implants with a moderately rough surface: A prospective 2-year follow-up cohort study. Clin Oral Implants Res 2010;21: 937–943.

[148] Guljé FL, Raghoebar GM, Erkens WA, Meijer HJ. Impact of crown-implant ratio of single restorations supported by 6-mm implants: A short-term case series study. Int J Oral Maxillofac Implants 2016;31:672–675.

[149] Guljé FL, Raghoebar GM, Vissink A, Meijer HJ. Single crowns in the resorbed posterior maxilla supported by either 6-mm implants or by 11-mm implants combined with sinus floor elevation surgery: A 1-year randomised controlled trial. Eur J Oral Implantol 2014;7:247–255.

[150] Rossi F, Botticelli D, Cesaretti G, De Santis E, Storelli S, Lang NP. Use of short implants (6 mm) in a single-tooth replacement: A 5-year follow-up prospective randomized controlled multicenter clinical study. Clin Oral Implants Res 2016;27:458–464.

[151] French D, Larjava H, Ofec R. Retrospective cohort study of 4591 Straumann implants in private practice setting, with up to 10-year follow-up. Part 1: Multivariate survival analysis. Clin Oral Implants Res 2015;26:1345–1354.

[152] Thoma DS, Zeltner M, Hüsler J, Hämmerle CH, Jung RE. EAO Supplement Working Group 4 - EAO CC 2015 Short implants versus sinus lifting with longer implants to restore the posterior maxilla: A systematic review. Clin Oral Implants Res 2015;26(suppl 11):154–169.

[153] Thoma DS, Haas R, Tutak M, Garcia A, Schincaglia GP, Hämmerle CH. Randomized controlled multicentre study comparing short dental implants (6 mm) versus longer dental implants (11-15 mm) in combination with sinus floor elevation procedures. Part 1: Demographics and patient-reported outcomes at 1 year of loading. J Clin Periodontol 2015;42:72–80.

[154] Mangano FG, Shibli JA, Sammons RL, Iaculli F, Piattelli A, Mangano C. Short (8-mm) locking-taper implants supporting single crowns in posterior region: A prospective clinical study with 1-to 10-years of follow-up. Clin Oral Implants Res 2014;25:933–940.

[155] Pommer B, Frantal S, Willer J, Posch M, Watzek G, Tepper G. Impact of dental implant length on early failure rates: A meta-analysis of observational studies. J Clin Periodontol 2011;38:856–863.

3 | 一名私人执业医师20年的短种植体使用经验

A Single Practitioner's 20-Year Experience with Short Implants

Murray Arlin, DDS

这一章的主要目的是分享我作为一名牙周种植医生使用短种植体的经验。我从1980年开始执业，从1989年开始使用螺纹种植体。现在我们主要使用Straumann软组织水平（Stranumann tissue level, STL）种植体，STL种植体被认为是中度粗糙到粗糙表面螺纹种植体[1]。STL种植体设计的最初目的是为了方便穿龈式愈合的外科流程，以简化操作步骤、减少复诊次数和手术难度。我最早使用STL种植体是在1995年，当时STL种植体还是使用钛离子喷涂（titanium plasma-sprayed，TPS）的粗糙表面[1]。

诊所的治疗通常是团队合作完成。最初患者被推荐到我这里来完成种植手术，手术完成后又返回到修复医生那里完成后期修复。这些年来我和100多名修复医生或全科牙医合作过，他们的个人经验和修复的专业程度参差不齐，绝大多数种植修复的经验都不够（至少在我们合作的最初几年都是这样）。患者常常要到我这里来完成较长时间的种植体周围维护。

私人执业的牙医在为患者开展一项治疗项目时通常要考虑很多因素，包括：

- 开展该项目的牙医有没有受过该方面的专业培训？
- 开展该项目的牙医在过去的治疗中获得的治疗效果好吗？

- 该项目有无相关的同行评议研究？结果如何？
- 该项目与患者的主诉需求相符吗？

以上所有因素的结合，是实践循证口腔医学的基础，即"最好的临床研究证据上结合医生的临床经验和患者个人的意愿"。然而，修复医生在参考这些种植临床研究的数据时需要考虑是否有混杂因素。例如，有的研究虽然是在中立性质的研究机构完成，但是它却由种植体厂家出资赞助。那么这就意味着在制定纳入和排除标准时，病例的选择会在一定程度上"偏倚"，以使研究结果向着有利于种植体厂家的方向靠拢。而这样的结果，可能与临床工作中的实际情况并不相符[2]。具体一点来说，一项研究可能只把具有理想实验条件的病例纳入临床试验中来，同时找高年资的临床经验丰富的医生来配合实施。更有甚者，由于研究经费的限制或研究机构希望早出结果、早发文章，不合理地减少了研究的样本量或缩短研究周期，从而使研究结果的可信度减少、局限性增加。

相反，如果临床研究是多中心的前瞻性研究，研究主体包含在日常诊疗活动当中而且不掺杂商业因素。那么这个研究可以周期更长、样本量更大、可重复性更高。有一些风险因素与远期并发症的发生明显相关，而大样本量和长周期的研究可以在分析这些高风险因素时提供更加可靠的结果。所以在高风险因素对我们的远期疗效引发灾难性的结果之前，清晰地认识到这些风险因素对临床医生而言是非常重要的。

关于种植体成功的大样本量、长周期的前

瞻性研究实在太少了。这主要还是因为主导此类研究面临着诸多困难，比如预实验、患者的流动性等，这都需要很多的研究经费支持。

对于一名私人执业医师而言，把必要的临床时间花在数据采集以及学习相关所需的计算机技能去记录和分析数据，这可能有点强人所难。在治疗完成后还让患者回到种植医生这里复查同样是严峻的挑战，尤其是对于那些被推荐来完成手术的患者。这样的患者更习惯也更愿意去他们通常咨询的牙医的诊所，因为在那里他们一般有定期的检查程序。患者一般认为找种植医生复查种植体必要性不大——除非涉及费用的问题——因为他们觉得如果种植体可能有问题或需要复查，他们的全科牙医肯定会告诉他们。

长期的私人执业临床研究

从1989年至今，我竭尽所能在自己的临床工作中记录我每一颗种过的种植体随访情况，并对每一项种植相关的随访记录都进行存档。那么对于这类由不同修复医生转诊一名种植医生的病例就可以进行较为真实的长期种植体成功率统计。为了能够记录每一颗种植体修复后每一年的情况，我和我的团队对此做了大量的临床以外的工作。我们对后续能回来复查的患者一律免费，包括临床检查和影像学检查。得益于此，我们的失访率非常低。截止到今日，我们有14000颗种植体最长使用时间达28年的病例都有临床复查记录和影像学记录。这其中包括1331颗STL种植体，最长使用时间达20年。所有的数据我都是用一款个性化的软件来记录，其中包括种植体留存率表（表3-1）。

表3-1 | 100颗种植体假想的累计留存率表（示例）

时间间隔（年）	随访种植体（颗）	失败植体数（颗）	留存率（%）	累计留存率（%）
0~1	100	5	95.0	95.0
1~2	90	3	96.7	91.8 (95.0×96.7)
2~3	75	1	98.7	90.6 (91.8×98.7)
3~4	40	0	100.0	90.6 (90.6×100)
4~5	10	1	90.0	81.6 (90.6×90.0)

在进行统计描述时，我用的指标都是专业相关文献中能经常见到的比如留存率、成功率、绝对率、累计率和生存量。"留存"指的是种植体还在患者口内，无论种植体是否有松动、无论此前有何并发症。相比之下，"成功"这一判定的要求就高很多，不仅要求种植体还在患者口内，还要满足种植专家、学者们制定的一系列标准，比如说边缘骨丧失的程度。无论是"留存"还是"成功"，我们都要用到"绝对率"和"累计率"来进行分析。"绝对成功/留存率"意指在某一时间点"成功"或"留存"的种植体数量与总样本量之比。而"累计成功/留存率"则是指一个时间阶段内（如1~2年间、2~3年间等）"成功"或"留存"的种植体数量与样本量之比。注意，后者这一统计指标只有在所有研究对象在后续随访中未失访才有统计意义。

结果

1989—2017年，我植入了来自不同生产商的14041颗种植体，其中包括不同型号的STL

种植体1331颗。14041颗种植体的20年累计留存率为91.2%（表3-2）。14041颗种植体在留存16~17年后仍然没有失败的，这让最新的第27~28年累计留存率维持不变，仍然是91.2%。而1331颗不同长度的STL种植体的20年累计留存率如表3-3所示。需要注意的是，在2017年统计绘制这个表格的时候，只有135颗种植体完成了20年的随访。这些STL种植体20年的累计留存率为94.97%，而20年绝对留存率为94.6%。

短种植体VS标准长度种植体

目前已经有相当一部分文献报告与标准长度种植体（≥10mm）相比，短种植体（6~8mm）也能获得良好的留存率。最近的一篇系统评估和Meta分析也提供了数据，说明8mm或长度更短的种植体可以获得与更长的种植体（>8mm）相似的临床效果[3]。同时也提醒"临床医生应该注意长度<8mm的短种植体有着更高的失败风险"。我的研究结果也支持这个声明。2006年，我发表了一篇研究比较6mm和8mm STL种植体与更长的（10~16mm）STL

表3-2 | 不同种植厂家14041颗种植体的累计留存率

时间间隔 （年）	患者人数 （名）	种植体数 （颗）	失败种植体数 （颗）	留存率 （%）	累计留存率 （%）
0	4891	14041	305	97.8	97.8
0~1	4365	12463	234	98.1	96.0
1~2	3044	8954	45	99.5	95.5
2~3	2352	7016	28	99.6	95.1
3~4	2065	6163	27	99.6	94.7
4~5	1808	5452	27	99.5	94.2
5~6	1600	4793	18	99.6	93.9
6~7	1422	4248	13	99.7	93.6
7~8	1251	3745	10	99.7	93.4
8~9	1108	3323	5	99.8	93.2
9~10	955	2888	8	99.7	93.0
10~11	831	2468	14	99.4	92.4
11~12	698	2027	5	99.8	92.2
12~13	592	1689	2	99.9	92.1
13~14	513	1400	3	99.8	91.9
14~15	420	1136	2	99.8	91.7
15~16	346	914	2	99.8	91.5
16~17	293	784	3	99.6	91.2
17~18	233	623	0	100.0	91.2
18~19	176	467	0	100.0	91.2
19~20	133	349	0	100.0	91.2

种植体的2年留存率[4]。研究纳入了从1994年4月至2003年12月的264名患者、630颗STL种植体，其中6mm的只有35颗、8mm的有141颗。6mm、8mm、10~16mm 3组种植体的2年留存率分别为94.3%和99.3%、97.4%。统计分析的结论是这三者的留存率相似。然而，如果研究包含的样本量更大、随访周期更长，那么6mm种植体应该明显比8mm或更长的种植体留存率低。

如表3-4所示的是6mm STL种植体与8mm以上STL种植体在4个不同随访时间段留存率的比较。8mm种植体在每个时间段都与10~16mm种植体相似的累计留存率。与之形成对比的是，6mm种植体在所有4个时间段的累计留存率

表3-3 | 1331颗不同长度STL种植体在长达20年随访中的表现

时间间隔（年）	患者人数（名）	种植体数（颗）	失败种植体数（颗）	留存率（%）	累计留存率（%）
0	499	1331	29	97.8	97.8
0～1	494	1294	11	99.1	97.0
1～2	479	1244	5	99.6	96.6
2～3	471	1220	3	99.8	96.4
3～4	467	1205	2	99.8	96.2
4～5	463	1195	4	99.7	95.9
5～6	459	1186	2	99.8	95.7
6～7	455	1170	3	99.7	95.5
7～8	444	1133	2	99.8	95.3
8～9	425	1079	3	99.7	95.0
9～10	397	1003	0	100.0	95.0
10～11	369	923	0	100.0	95.0
11～12	331	817	0	100.0	95.0
12～13	301	749	1	99.9	94.9
13～14	262	613	1	99.8	94.8
14～15	205	468	1	99.8	94.6
15～16	172	366	0	100.0	94.6
16～17	144	315	0	100.0	94.6
17～18	115	260	0	100.0	94.6
18～19	88	197	0	100.0	94.6
19～20	60	135	0	100.0	94.6

表3-4 | 6mm、8mm及10～16mm STL种植体在4个不同随访周期的绝对留存率

随访时间 (年)	6mm	8mm	10～16mm
≥7	94.3% (n = 35)	99.3% (n = 141)	97.4% (n = 454)
≥10	93.4% (n = 71)	95.9% (n = 244)	95.7% (n = 674)
≥13	92.3% (n = 78)	96.0% (n = 275)	96.1% (n = 730)
≥20	89.9% (n = 135)	96.1% (n = 383)	95.4% (n = 763)

n：种植物数量

表3-5 | 所有6mm STL种植体的累计留存率

时间间隔（年）	患者人数（名）	种植体数（颗）	失败种植体数（颗）	留存率(%)	累计留存率(%)
0	91	135	4	97.0	97.0
0~1	90	130	3	97.7	94.8
1~2	87	126	3	97.6	92.5
2~3	84	122	2	98.4	91.0
3~4	93	118	0	100.0	91.0
4~5	82	117	0	100.0	91.0
5~6	82	117	1	99.1	90.2
6~7	80	113	1	99.1	89.4
7~8	74	111	1	99.1	88.6
8~9	71	94	0	100.0	88.6
9~10	64	80	0	100.0	88.6
10~11	58	73	0	100.0	88.6
11~12	51	63	0	100.0	88.6
12~13	46	58	0	100.0	88.6
13~14	36	43	0	100.0	88.6
14~15	25	28	0	100.0	88.6
15~16	18	21	0	100.0	88.6
16~17	16	19	0	100.0	88.6
17~18	11	12	0	100.0	88.6
18~19	5	6	0	100.0	88.6
19~20	4	5	0	100.0	88.6

都比这两者要低6%~7%。如表3-5所示，6mm组（n=135）目前的绝对留存率和累计留存率分别为88.9%和88.6%。这个结果说明，6mm种植体的失败风险要比更长的种植体整整高出100%；但是到了8年以后，就再也没有失败的种植体了。总的来说，6mm种植体20年的留存率也约有90%，这意味着在一些特定的病例中，是值得把6mm种植体作为一种可行备选方案的。

TPS VS.SLA种植体表面

对Straumann种植体而言，极具历史意义的一件事是生产商将种植体最初的TPS表面更新为大颗粒喷砂酸蚀（sand-blasted，large-grit，acid-etched，SLA）表面，这个时候我已经开始为患者开展种植治疗了，所以我的研究中所纳入的种植体既有TPS表面又有SLA表面。TPS涂层是一种粗糙表面而SLA则是中度粗糙表面[1]。我在2007年发表了比较TPS与SLA两种不同表面形貌种植体的数据[5]。当时统计了236名患者共计836颗不同长度的STL种植体，其中303颗是TPS表面、533颗是SLA表面。相当一部分SLA种植体是植入到Ⅳ类（也就是高度疏松的）骨中[6]。即使如此，TPS组的失败率有5%，而SLA组的失败率只有2.6%。除此之外，4mm以上边缘骨丧失在TPS组（8.9%）也比SLA组（2.6%）更普遍。总的来说，更早的TPS表面种植体失败率是更新的SLA表面种植体失败率的2倍，而显著的边缘骨丧失（>4mm）发生率是其3倍以上。在我最新的数据统计中，约有20%的TPS表面种植体还在密切观察。如果把这些还在观察的种植体排除在统计之外，其留存率可能要比表3-4和表3-5中显示的高约1%。

种植体位置分布与夹板式连接

种植体的解剖分布、数量以及它们是夹板式连接还是单独受力也是会影响种植成功率的因素。在表3-5的6mm种植体中，132颗植入到下颌后牙区，只有3颗植入到上颌后牙区。绝大多数6mm被植入到下颌后牙区，与之一致的是，目前大多数临床研究关注的都是检验短种植体或超短种植体在下颌后牙区中的应用[3]。一方面是因为下颌后牙区骨密度较好，有利于种植的留存和成功；另一方面下颌后牙区选择垂直骨增量通常解剖受限、风险较高、技术复杂，不像上颌后牙区可以通过上颌窦底提升术来植入较长的种植体。如表3-5所示，6mm STL种植体至今的累计留存率为88.6%。我们可以推断，如果统计数据中有更多的6mm种植体被植

入到上颌后牙区，留存率会更低。

当多颗6mm种植体连续植入到下颌后牙区时，通常会设计成不含中间桥体的联冠（缺1颗牙植入1颗种植体）。有一些研究表明使用短种植体时，使用非夹板式连接种植体失败率会比夹板式连接种植体更高，尤其是在男性患者中[7]。而在我的病例中种植体都是夹板式连接的，这种方式可以减少牙槽嵴顶所受到的生物应力，有利于提高种植体的留存率。Tabrizi等[8]最新的研究也支持了这个观点，指出联冠修复中连接的种植体数量越多，牙槽嵴顶骨丧失越少。除此之外，如果采取了这种设计，有利于解决修复后发生了个别种植体失败的问题，因为不需要重新制作修复体。

短种植体失败的风险因素

不同设计、不同型号的种植体都会发生失败、骨丧失或其他并发症，因此，在开始治疗之前，能够认识到这些风险因素于牙医和患者而言都是非常重要的。有些学者认为，就种植体长度而言，超短种植体（<8mm）的使用就是一个风险因素。然而，除了长度之外还有各种各样的混杂因素会导致种植失败。比如说短种植体通常都会被植入到颌骨后牙区，而骨质和骨量就是混杂因素。如框3-1所示的是种植治疗中四大类风险因素：患者全身风险因素、患者口腔局部风险因素、手术相关风险因素和生物材料相关风险因素。这些风险因素很多都与短种植体的使用密切相关。全面地讨论这些风险因素超出了本章节的内容范围，不过可以在其他文献中找到更多细节[9-11]。

框3-1 影响种植体留存的因素			
患者全身风险因素	**患者口腔局部风险因素**	**手术相关风险因素**	**生物材料相关风险因素**
• 不切实际的高期望值（如美学）	• 软硬组织缺损	• 医生经验和能力	• 种植体材料（如钛合金等级）
• 依从性差（口腔卫生意识差、不按时复查等）	• 修复空间不足	• 外科操作时创伤过大	• 种植体表面处理技术
• 重度牙周炎病史	• 错𬌗畸形	• 外科操作不当（如种植体植入位置不佳）	• 种植体折断风险
• 吸烟史	• 菌斑控制不佳	• 生物力学原因（如种植体数目、C/I比、是否夹板式连接选择不当）	
• 用药史（如双膦酸盐类药物）	• 偏侧咀嚼习惯		
• 精神病史			

短STL种植体使用指南

如上文所强调的那样，6mm STL种植体建议仅在下颌后牙区使用。虽然下颌后牙区骨质通常较好，但是植入时还是应尽可能达到理想的初期稳定性（包括尽可能使用级差备洞）。如果有一定的初期稳定性但是不够理想（<35Ncm），建议潜入式愈合且一、二期之间最好间隔5个月或以上的时间。如果初期稳定性未达到10~15Ncm（如拧封闭螺丝时种植体可以在窝洞中旋转），此时不建议植入种植体。如果牙槽嵴的宽度允许，可以尝试植入更大直径种植体以达到理想的初期稳定性。需要植入足够数量的短种植体以避免不合理的修复设计。C/I比最好能≤1。为了避免过大的生物机械力，种植体不要早期负载。无论此患者是否存在咬合力过大的情况，均建议使用夹板式连接的设计。悬臂以及功能运动时平衡侧的咬合接触点均要调磨掉，尽可能建立并维持良好的咬合关系。如果存在夜磨牙，应使用夜磨牙𬌗垫。

基于已知风险的病例选择

根据种植体的长度、是否采用夹板式连接以及骨质情况（表3-6），我将短STL种植体的应用情形分为低风险、中风险、高风险3种。通常我们认为Ⅰ类骨和Ⅱ类骨骨质良好，Ⅲ类骨骨质一般，而Ⅳ类骨骨质差。

低风险的治疗方案包括：

（1）6mm STL种植体植入到骨质良好的牙槽骨中，采用夹板式连接（图3-1）；

（2）8mm STL种植体植入到骨质良好的牙槽骨中，未采用夹板式连接（图3-2）；

（3）8mm STL种植体植入到骨质一般的牙槽骨中，采用夹板式连接[6]。

中风险的治疗方案包括：

（1）6mm STL种植体植入到骨质良好的牙槽骨中，未采用夹板式连接（图3-3）；

（2）6mm STL种植体植入到骨质一般的牙槽骨中，采用夹板式连接（图3-4）；

（3）8mm STL种植体植入到骨质一般的牙槽骨中，未采用夹板式连接（图3-5）；

表3-6 | 短STL种植体应用的低风险、中风险、高风险临床情境

种植体类型	骨质		
	良好	一般	差
6mm夹板式连接	低	中	高
8mm夹板式连接	无	中	中
6mm非夹板式连接	中	高	高
8mm非夹板式连接	低	中	高

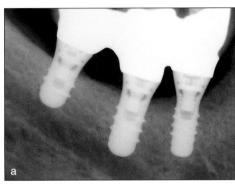
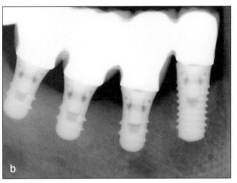

图3-1 | （a）6mm STL螺纹种植体行使功能后7年X线片表现（最远中），植入位点骨质良好，与近中2颗较长STL螺纹种植体行夹板式连接。（b）6mm STL螺纹种植体行使功能后9年X线片表现（远中的3颗），植入位点骨质良好，与前牙区1颗较长STL螺纹种植体行夹板式连接。

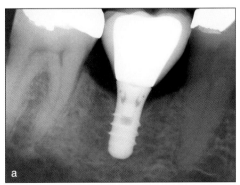
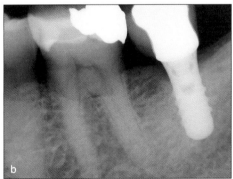

图3-2 | （a）1颗8mm STL螺纹种植体单冠修复8年后复查影像表现。（b）1颗8mm STL螺纹种植体单冠修复14年后复查影像表现。

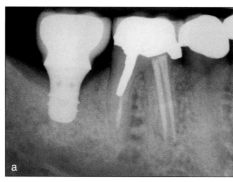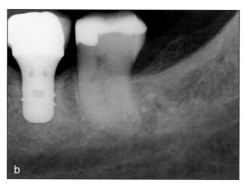

图3-3 │（a）1颗6mm大直径STL种植体植入到骨质良好的牙槽骨中作为单冠修复，此种情形认为有中度失败风险，但是却在口内正常行使功能9年。（b）1颗6mm大直径STL种植体植入到骨质良好的牙槽骨中作为单冠修复，此种情形认为有中度失败风险，在行使功能后5年后失败，失败时无种植体周围炎的表现。

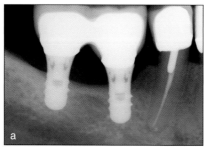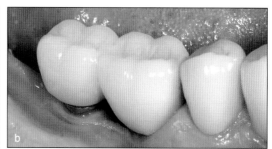

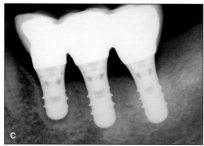

图3-4 │（a）2颗6mm STL种植体植入到骨质一般的牙槽骨中，用来支持两单位联冠修复，此种情形认为有中度失败风险。（b）修复体的口内表现，较少的角化龈增加了种植体失败的风险。（c）1颗6mm STL种植体与2颗8mm STL种植体植入到骨质一般的牙槽骨中。行使功能5年后，6mm种植体X线片表现认为已丧失骨结合，但是并无种植体周围炎的表现。

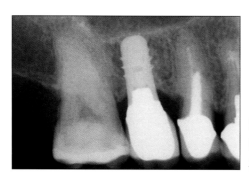

图3-5 │ 这颗8mm STL种植体植入到骨质一般的牙槽骨中，尽管被认为有中度风险，但是其在口内留存超过10年。

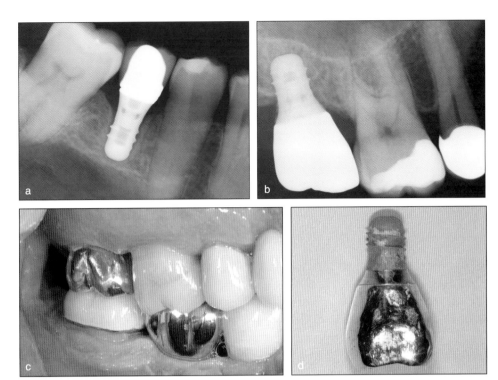

图3-6 | （a）1颗6mm STL种植体植入到骨质较差的牙槽骨中，尽管被认为有高度风险，但是17年后才出现失败，失败时无种植体周围炎的表现。（b）1颗6mm大直径STL种植体植入到骨质较差的牙槽骨中，作为单冠行使功能。（c）图b中第二磨牙的口内修复照片。（d）行使功能2.5年后此种植体丧失骨结合。

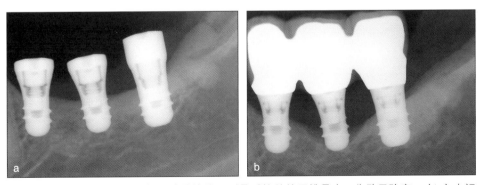

图3-7 | （a）3颗6mm STL螺纹种植体植入到骨质较差的牙槽骨中，失败风险高。（b）中间的种植体行使功能4年后失败，X线片显示存在大范围骨丧失。

（4）8mm STL种植体植入到骨质差的牙槽骨中，采用夹板式连接[6]。

高风险的治疗方案包括：

（1）单颗6mm STL种植体植入到骨质一般或差的牙槽骨中（图3-6）；

（2）6mm STL种植体植入到骨质差的牙槽骨中，采用夹板式连接（图3-7）；

（3）8mm STL种植体植入到骨质差的牙槽骨中，未采用夹板式连接。

结论

目前大多数种植体生产商都会提供中度粗糙表面短螺纹根形种植体（≤8mm）。我一直都有在使用短（6~8mm）STL种植体；我总共使用了1331颗6~8mm STL种植体并追踪它们长达20年。就我个人经验而言，在中等以上质量的牙槽骨中使用8mm STL种植体时，它可以达到和标准长度STL种植体一样好的临床效果，然而6mm STL种植体的表现就没有那么好了，目前绝对成功率和累计成功率分别为88.9%和88.6%。大多数时候6mm种植体的失败通常没有种植体周围感染的迹象，意味着咬合力过载是主要原因。所以我们应该告知患者，在严重萎缩的下颌后牙区，使用6mm STL种植体虽然最微创、花销少，但确实会带来更高的失败风险。患者需要知悉这个风险，以及种植体失败后的补救措施与费用。

参考文献

[1]Albrektsson T, Wennerberg A. Oral implant surfaces: Part 1—Review focusing on topographic and chemical properties of different surfaces and in vivo responses to them. Int J Prosthodont 2004;17:536–543.

[2]Popelut A, Valet F, Fromentin O, Thomas A, Bouchard P. Relationship between sponsorship and failure rate of dental implants: A systematic approach. PLoS One 2010;5:e10274.

[3]Lemos CA, Ferro-Alves ML, Okamoto R, Mendonça MR, Pellizzer EP. Short dental implants versus standard dental implants placed in the posterior jaws: A systematic review and meta-analysis. J Dent 2016;47:8–17.

[4]Arlin ML. Short dental implants as a treatment option: Results from an observational study in a single private practice. Int J Oral Maxillofac Implants 2006;21:769–776.

[5]Arlin ML. Survival and success of sandblasted, large-grit, acid-etched and titanium plasma-sprayed implants: A retrospective study. J Can Dent Assoc 2007;73:821.

[6]Lekholm U, Zarb GA. Patient selection and preparation. In: Brånemark PI, Zarb GA, Albrektsson T (eds). Tissue-Integrated Prostheses: Osseointegration in Clinical Dentistry. Chicago: Quintessence, 1985:199–209.

[7]Mendonça JA, Francischone CE, Senna PM, Matos de Oliveira AE, Sotto-Maior BS. A retrospective evaluation of the survival rates of splinted and non-splinted short dental implants in posterior partially edentulous jaws. J Periodontol 2014;85:787–794.

[8]Tabrizi R, Arabion H, Aliabadi E, Hasanzadeh F. Does increasing the number of short implants reduce marginal bone loss in the posterior mandible? A prospective study. Br J Oral Maxillofac Surg 2016;54:731–735.

[9]Arlin ML. Surgical Risk Factors in Implant Dentistry: Influence on Failures and Bone Loss. https://www.oralhealthgroup.com/features/surgical-risk-factors-in-implant-dentistry-influence-on-failures-and-bone-loss/. Accessed 19 January 2018.

[10]Arlin ML. Risk Factors in Implant Dentistry: "Patient Related" Risk Factors. https://www.oralhealthgroup.com/features/risk-factors-implant-dentistry-patient-related-risk-factors/. Accessed 19 January 2018.

[11]Arlin ML. Risk Factors in Implant Dentistry: "Patient Local Related" Risk Factors. https://www.oralhealthgroup.com/features/risk-factors-in-implant-dentistry-patient-local-related-risk-factors/. Accessed 19 January 2018.

4 | 短种植体在覆盖义齿中的应用

Using Short Implants for Overdenture Support

Henny J. A. Meijer, DDS, PhD

Kees Stellingsma, DDS, PhD

Gerry M. Raghoebar, DDS, MD, PhD

无牙颌患者进行总义齿修复后经常遇到各种问题,尤其以下颌多见。这类患者常常会抱怨义齿稳定性差、没有吸附力,导致他们根本吃不了什么东西[1]。对于这样的人群,解决方案之一就是使用骨内根形种植体行种植体支持的固定义齿修复,虽然临床效果很好,但是费用往往是个大问题——特别是对于年纪大的患者[2]。基于这些考量,临床上开始使用种植体来固位下颌覆盖义齿。与传统总义齿修复相比,下颌覆盖义齿的临床效果有了巨大提升,较固定义齿修复也是一种合理的替代方案,且对手术医生的要求相对较低。事实上,2颗种植体固位的覆盖义齿修复已经成为下颌无牙患者的首选治疗方案[3]。

文献回顾

历史上首次发表文献阐述骨内种植体支持式覆盖义齿的是Engquist教授[4],他于1988年发表了一篇回顾性研究。研究报告下颌种植体留存率为99%,有11位瑞典的专家团队参与了这项研究,在不同团队的研究中义齿使用的时间不同(<5年)。之后大量类似的研究确认了覆盖义齿这一临床解决方案的可行性,并证明了其对患者生活质量的巨大影响。即使在今天,种植体固位

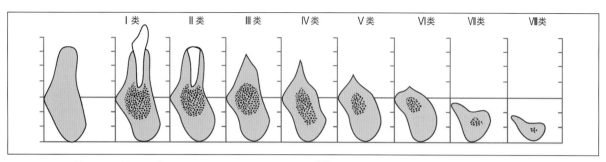

图4-1 | 下颌前牙区牙槽骨吸收后Cawood & Howell改良分类[10]。Ⅰ类：有牙时的牙槽嵴；Ⅱ类：拔牙后即刻的牙槽嵴；Ⅲ类：丰满的牙槽嵴，高度、宽度均充足；Ⅳ类：刃状牙槽嵴，高度充足而宽度不足；Ⅴ类：扁平的牙槽嵴，高度、宽度均不足；Ⅵ类：低平的牙槽嵴，基骨明显丧失；Ⅶ类：牙槽嵴完全丧失，基骨高度部分丧失；Ⅷ类：牙槽嵴完全丧失，基骨高度严重丧失。

的下颌覆盖义齿依然是最好的临床解决方案之一，而且大部分时候不受患者年龄及骨密度等因素影响[5-7]。

大量的系统评估已经详尽地阐明了覆盖义齿治疗过程中所需要的种植体数目、种植体的分布、骨质量、理想的种植体外形设计和尺寸，以及种植体成功率等问题。这些研究的结果提示在常规情况下，最低2颗标准长度种植体就足以有效且舒适地固位下颌覆盖义齿[8]。种植体行使功能10年后的预期留存率可达95%甚至更多[6]。同时，覆盖义齿（修复体）在使用同样时间甚至更长时间后，留存率经常可以是100%，因为1颗种植体（如果有另1颗种植体失败）同样可以为义齿提供足够的固位力并让患者感到满意[9]。这些结果是在中等程度吸收（Cawood & Howell[10]分类，Ⅳ~Ⅵ类吸收；图4-1）的下颌前牙区使用标准长度（≥10mm）种植体进行修复得到的。而在上颌无牙颌中，利用至少4颗种植体为覆盖义齿提供足够的固位力和稳定性，在中等观察时间（5年）后的留存率可以>90%[11-13]。

在严重萎缩的下颌骨，使用短种植体（≤8mm）来固位覆盖义齿是否可以获得相似

的临床效果，或者我们还是应该选择进行骨重建手术增加骨量以植入标准长度种植体来固位覆盖义齿，目前仍然存在一定程度的争议[13-14]。毫无疑问，如果两种治疗选择临床效果没有差别，我们肯定会选择使用短种植体。选择骨重建手术意味着承担更高的外科风险、需要更高的手术技艺、面临更多的并发症以及更高的花费，这都让选择标准长度种植体的方案没有吸引力，许多患者甚至无法接受这样的手术[15]。

为了验证选择短种植体这一临床选择，Müller等[16]进行了一项前瞻性的临床试验，纳入了16位75岁以上、生活需要照顾的受试者（所有人心理健康）。每位受试者均植入了2颗8mm大颗粒喷砂酸蚀（SLA）Straumann软组织水平（STL）螺纹种植体。经过6~8周的愈合期之后，种植体通过Zest Anchor Locator附着体来固位下颌覆盖义齿。这篇论文报告2年后随访种植体的留存率为100%，而后续发表的论文报告种植体行使功能5年后留存率为94.7%[17]。

Vercruyssen等[18]对使用2颗最初Brånemark（Nobel Biocare）机械光滑表面种植体行下颌覆盖义齿修复的患者进行了一项长期（5~25年）的回顾分析，分析了诸多混杂因素对留存

计学意义
在以下不

生人体使

组织质量

尽管有这些不足之处，这22名能在第20年来随访的患者中，只有1名女性患者已经失去了全部3颗种植体，而使覆盖义齿不能再有效行使功能。这名患者患有严重的骨质疏松症，而且面部和下颌至少受到过2次外伤，导致她在第18年、19年和20年分别丢失了1颗种植体。很显然，还需要更多的长期数据来证明短种植体和超短种植体在固位下颌覆盖义齿中的表现。

在极度萎缩上颌骨中，短种植体和超短种植体则没有经常被用来固位覆盖义齿。如

果在上颌需要使用短种植体和超短种植体，通常需要和更长的种植体（≥10mm）联合使用（图4-4）。和萎缩下前牙区牙槽骨情况不同的是，上颌骨的骨质通常密度更低（Lekholm & Zarb 分类中的Ⅲ类和Ⅳ类）。而且上颌骨的吸收方式常常导致剩余牙槽骨颊腭向宽度过窄或者外形发生较大改变，无法植入短种植体[23]。因此，其他治疗方案如倾斜植入种植体和植入非常长的颧种植体逐渐发展起来[25-26]。

回到本章主题，继续讨论短螺纹种植体

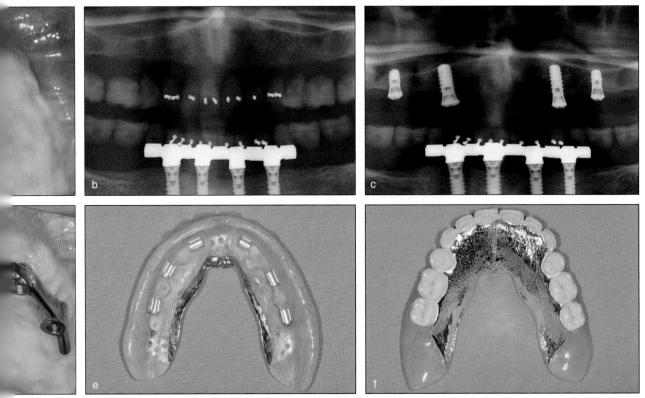

疗行4颗种植体支持的覆盖义齿修复后抱怨上颌的传统固位及稳定性相比之下明显不足。（b）全口曲断层片显示上颌牙槽骨着体覆盖义齿。（c）术后曲面断层片显示上颌植入了2颗6mm和10mm SLA STL MRTI。（d）经过3个月的愈合期后，两，（e）上颌最终修复体组织面观，无腭板结构，附着体阴极部分经激光技术焊接至修复体内部的铬合金强化结构上。（f）强度的铬合金强化结构。

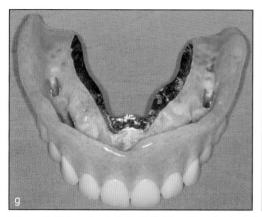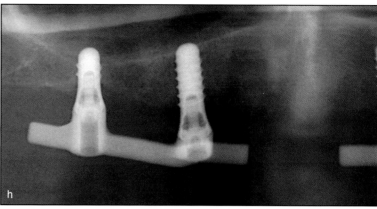

图4-4（续）|（g）修复体的唇面观。（h）该曲面断层片拍摄于1年后，未见明显的种植体周围骨丧失。

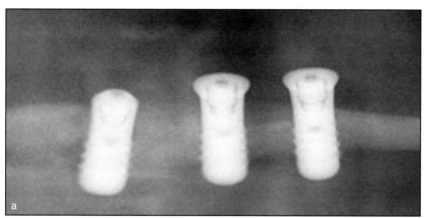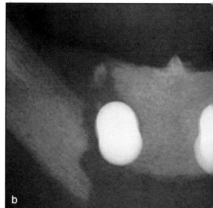

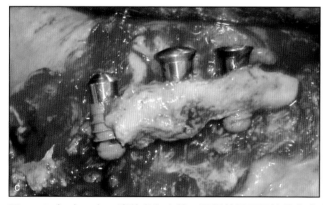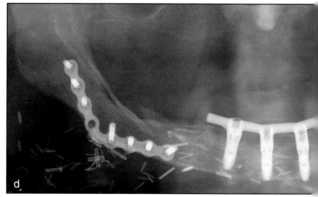

图4-5 |（a）一名73岁的老年女性，下颌前牙区牙槽骨宽度为6mm，高度最低处仅4mm。但是拟植入8mm SLA MRTI，术□□植体。3周后在右下颌尖牙区植入种植体处发生骨折。（b）下颌正中联合处的咬合翼片显示严重萎缩的下颌骨骨折处断端□有的种植体，取出骨折处的骨块以及其中的种植体，另外2颗种植体因有松动也一并拔除。（d）血管化的带蒂腓骨瓣修复□长度种植体覆盖义齿修复。

支持下颌覆盖义齿，不像在使用标准长度种植体来支持下颌覆盖义齿的病例中，通常2颗种植体就足够了，使用短种植体来支持时，需要植入4颗短种植体，然后通过杆结构形成夹板式连接。这种将6mm种植体夹板式连接的方式在萎缩下颌后牙区中有类似应用，种植体可以成功地支持固定修复体，至少在1年内没有任何问题[27]。由于

短种植□
小，有□
支持来□
种植体□

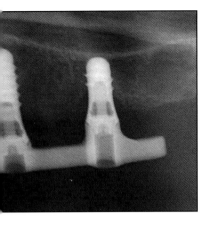

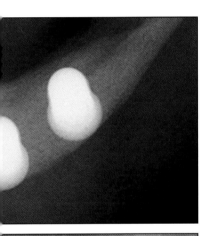

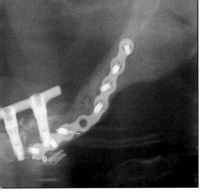

拟打穿下颌骨下方皮质骨以固定所有种...高。（c）下颌前牙区经外科技术暴露所...处的软硬组织缺损，后续植入5颗标准...

可以提供的种植体-骨结合面积较...点认为可能需要更多的种植体相互...这种不足。基于这个假设，我们将...起来。然而，我们还是需要更多长

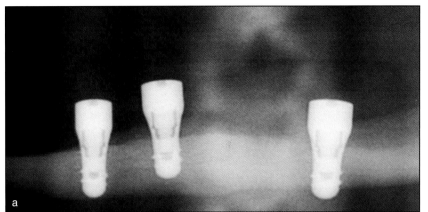

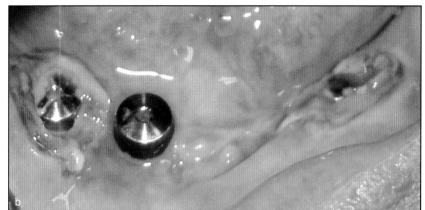

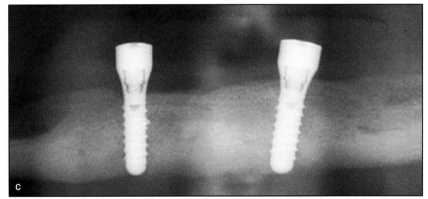

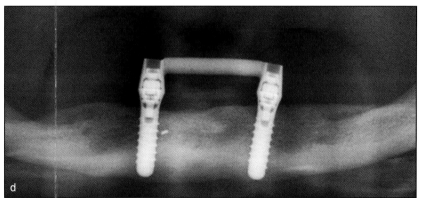

图4-6 |（a）如果曲面断层片显示一名下颌骨严重萎缩的患者，在下颌植入了3颗STL MRTI。（b）可见患者口底低平，几乎没有角化软组织。愈合基台安装后激惹周围软组织，软组织愈合不佳。（c）不得不移除已植入的种植体，行髂骨Onlay外置式骨增量。4个月后植入2颗标准长度种植体（4mm×10mm, NobelSpeedy, Nobel Biocare）。（d）下颌覆盖义齿修复后4年的曲面断层片。

期研究的数据来证实或推翻现有这一观点。因为目前短种植体和超短种植体在单颗牙固定修复中表现良好，而且大多数传递至螺纹种植体的应力集中在冠方的3~5个螺纹[28-29]。我们目前还没有看到任何直接比较使用2颗种植体与4颗种植体支持下颌覆盖义齿来修复下颌前牙区严重萎缩患者的前瞻性研究。

短种植体在萎缩下前牙区的使用指南

虽然在萎缩的下颌前牙区植入短种植体的风险和术后并发症相对较少，但也是必须要考虑的问题。例如，在术中或术后数周内，可能有发生下颌骨骨折的风险（图4-5）。下颌骨骨折只有在特定的情况下才可能出现，如下颌骨剩余骨高度<6mm，或是在颊舌向宽度也很窄时种植体根方需要进入下颌骨下方皮质骨[30]。这种骨折在所有接受治疗的患者中估算的发生率可能只有0.05%[31]。如果下颌舌侧皮质骨不小心穿孔，则可能会引起另一种严重的手术并发症——可能危及生命的口底出血[32]。

种植体固位下颌覆盖义齿时，种植体周围角化组织的宽度和厚度对种植体长期留存的意义，目前还没有被深入研究过。但是可以肯定的是，种植体周围有稳定的条索状的角化龈有利于提高患者的舒适度，有利于帮助患者维持口腔卫生。这一点对于老年患者尤其重要，因为相较于天然牙位点处的牙龈，种植体周围软组织更易导致菌斑堆积，进而引发炎症[33]。在萎缩的下颌前牙区行杆卡附着体覆盖义齿修复后，如果口腔卫生不佳，再加上患者颊舌侧软组织过多，很容易导致附着体阳极附近的菌斑堆积，刺激软组织炎性增生。软组织增生后进一步增加局部口腔卫生清洁难度，易引发念珠菌感染[34]。通常在下颌骨严重萎缩的病例中，口底变得极为低平甚至比牙槽嵴顶还高，这时软组织就成为治疗时很棘手的一个问题（图4-6）。如果在种植体植入之前，不能增加角化软组织的宽度与厚度（牙龈移植），应考虑在种植位点行垂直骨增量[30]（表4-1）。

对于种植体固位下颌覆盖义齿开始功能性负载的时机，当设计采用夹板式连接，且使用的是标准长度种植体时，一部分学者建议非潜入式种植体植入并采用即刻负载[35-37]。但是如果是应用短种植体，那么采用潜入式愈合以及传统的延期负载策略则更为恰当。如果使用2颗标准长度种植体，可以不连在一起，而且附着体的选择、基台的选择也非常多样化。然而，

表4-1 | 在严重萎缩的下颌骨行种植覆盖义齿修复的临床治疗建议[30]

牙槽嵴高度(mm)	牙槽嵴宽度(mm)	是否有足够的角化软组织	是否需骨增量	是否需软组织增量	建议植入的种植体数量（颗）
6~12	≥6	是	否	否	2~4
6~12	≥6	否	否	是	2
6~12	≤6	是	是	否	2~4
6~12	≤6	否	是	是	2
≤6	≥6	是	是	否*	2
≤6	≥6	否	是	否*	2
≤6	≤6	是	是	否*	2
≤6	≤6	否	是	否*	2

*牙槽嵴高度<6mm时行垂直骨增量升高牙槽嵴位置，前庭沟加深，此时通常无须软组织增量

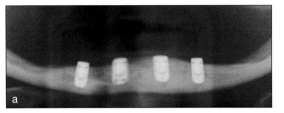 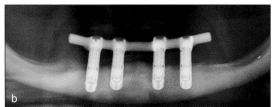

图4-2 | （a）4颗8mm内连接式离子喷涂表面柱形种植体植入到下颌前牙区的剩余颌骨内。（b）这张X线片拍于10年后复查，可见种植体周围骨水平线很稳定。

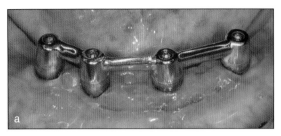 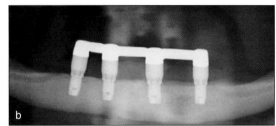

图4-3 | （a）4颗7mm Brånemark种植体及其上方的杆卡结构修复后15年的口内照，可见种植体周围软组织健康。（b）15年后复查的X线片，可见种植体周围骨水平很稳定。

率的影响，包括吸烟史、种植体长度、骨质量以及是否潜入式愈合。在患者组成中，68.2%为女性，12%有吸烟史，82%的对颌为传统总义齿。种植体长度分布中，仅有2.5%为7.0mm或8.5mm，其余均为10~15mm或更长。Kaplan-Meier生存量表分析种植体负载23年后留存率为95.5%，这个数据还没有包括因故不能诊室复查只能电话随访的患者，如果把这个也计算在内留存率可增加到96%。风险因素分析结果显示种植体长度（≤8mm组对比>8.5mm组）对累计失败率没有影响；只有吸烟史和非潜入式愈合对结果有负面影响。

在一项随机对照试验中，Stellingsma等[19]比较了使用覆盖义齿治疗下颌骨严重吸收患者（前牙剩余牙槽骨高度6~12mm）的3种不同方案。治疗方案包括：

（1）穿下颌骨金合金种植体；

（2）自体髂骨骨块夹层骨移植后延期植入4颗标准长度种植体；

（3）植入4颗短种植体。

骨增量组和短种植体组所使用的种植体均为无螺纹、敲击植入的离子喷涂表面柱形种植体（图4-2a）。10年后短种植体组留存率为98.8%，相比之下，穿下颌骨种植体组和骨增量组的种植体留存率分别仅为73.6%和88%（图4-2b）。Stellingsma等[19]的研究有一个不足就是短种植体组不仅纳入了8mm还纳入了11mm种植体，因为在研究设计时，8mm和11mm种植体都被认为是短种植体。按现在的观念，实际上真正的短种植体（8mm种植体）只有56颗，被植入到14名患者中[20]。2年后8mm种植体全部留存。有1颗8mm种植体在2~5年间失败，还有1颗在5~10年间失败，所以8mm种植体的留存率应该是96.4%。值得一提的是，在种植体失败后的

10年里，短种植体组未进行任何补救性手术治疗，而骨增量组和穿下颌骨种植体组分别有5%和30%的患者需要补救性手术治疗。同样值得注意的是，短种植体在负载10年后只有非常少的种植体周围骨丧失。因此，作者认为，在萎缩的下颌前牙区，植入短种植体后使用覆盖义齿修复是首选。得出这个结论是基于短种植体组各项更有利的数据，而且短种植体的治疗方案在门诊条件下就可以完成。然而，这项研究的纳入标准中患者下颌前牙区剩余骨高度最多可达12mm，按照现在的观点这是不能算作下颌骨严重萎缩的。

应用短种植体固位下颌覆盖义齿的另一个长期案例如图4-3所示。植入4颗7mm Brånemark种植体，经潜入式愈合后上方安装个性化的杆附着体。行使功能15年后，可见种植体周围软组织健康。此病例中需要注意的是，种植体上部杆卡结构和覆盖义齿在使用了最初的10年后需要更换一次。

Guljé等[21]进行了一项关于下颌覆盖义齿的前瞻性研究，研究的受试者均为下颌无牙至少37年，下颌前牙区牙槽骨严重萎缩（只剩基骨）。采用头侧位X线片测量正中联合骨高度，只有下颌前牙区骨高度为6~8mm且至少骨宽度为6mm的患者才可以纳入研究。采用潜入式的方式于双侧颏孔间植入4颗6mm×4mm中度粗糙表面螺纹种植体[22]（moderately rough threaded implants，MRTI）。双侧更远中的种植体都在颏孔前方至少5mm且通过双皮质骨固定，也就是种植体的根方进入到下颌骨的下边界中。通过钻孔过程中的估算，植入位点的平均骨密度为1.7（以骨质最致密为1、最疏松为4为标

准）[23]。经过3个月的潜入式愈合暴露种植体，利用杆结构连接种植体，支持上方覆盖义齿。在义齿行使功能1年后报告研究结果，种植体留存率为96%。因为有一名患者在一期术后3周发生下颌骨骨折，在形成骨结合前取出了种植体。患者骨折后愈合，未经外科手术干预。然而就像这个研究一样，也没有其他使用6mm螺纹种植体行覆盖义齿修复的长期数据的报告。

使用真正的短种植体来固位下颌覆盖义齿的研究，观察周期最长的有20年，是一项由Deporter等[24]报告的研究。研究者从1989年开始使用短和超短的敲击植入多孔烧结表面种植体进行动态研究。通过标准的潜入式种植手术方式，在每名患者的双侧颏孔间植入了3颗种植体。所使用种植体的设计骨内长度（designed intrabony lengths，DILs，形成骨结合部分的种植体长度）包括5mm、6mm、7mm和8mm，且所有种植体的直径都为4.1mm[20]。经过10周的愈合期，暴露出种植体，并作为非夹板式连接的独立单位来固位覆盖义齿。在20年的随访期内，有些患者死亡或因为身体状况恶化而入院治疗，所以最初的52名患者中，只有22名能够在第20年接受一次正式复查（参见第2章）。结果中令人惊讶的是，两种更短长度的种植体（DIL分别为5mm和6mm）竟然表现更好，20年的绝对留存率为90%左右。然而，因为研究结果为二分类变量（失败或未失败），研究者只用GLIMMIX法和COX风险比例模型统计分析，尚不能认为种植体长度对种植留存率有影响（P = 0.06）。研究者又用COX风险比例模型分析种植体长度对种植体留存时

间是否有影响，仍然得到不具有□□的结论（P =0.06）。该研究确实□足：

- 研究中所使用的种植体此前□用过。

- 手术医生对种植手术并不熟悉□

- 多数受试者为重度吸烟患者。

- 研究中并未观察种植体周围□和厚度。

- 多数受试者的口腔卫生不理想□

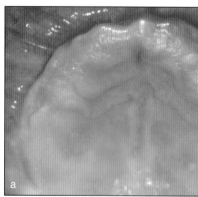

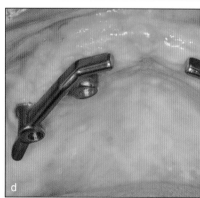

图4-4 | （a）1名全口无牙的患者，在□中度吸收，下颌为4颗种植体支持的杆□段分开的个性化杆结构连接到种植体上□上颌最终修复体咬合面观，可见增强义□

由于可以获得的研究数据有限，根据目前夹板式连接更有利的假设，短螺纹种植体通常需要植入4颗且连在一起。

在外科植入程序上，在严重萎缩的下颌骨植入短种植体和植入标准长度种植体通常是一致的。建议植入扭矩≥45Ncm以保证足够的初期稳定性，同时注意下前牙区的骨质密度通常不允许过大的级差备洞。建议工具盒中的车针一名患者一换，避免出现车针变钝引起骨灼伤。还有一点，在下前牙区种植时，注意在备洞过程中要保持车针的稳定，不能让车针被舌侧过硬的皮质骨推向颊侧，造成颊侧骨壁过薄甚至是穿孔。如果骨质密度过硬，在最终植入种植体之前一定要攻丝。种植体的肩部应平齐种植平台骨边缘最低处（最低点通常在颊侧）。最理想的情况下，种植体颊侧骨壁厚度最好能有2mm以上，较厚的骨壁可以预防可能出现的远期唇侧骨壁高度降低[38]。种植体植入完成后，准确复位软组织瓣，建议用合成可吸收线缝合。术后使用必要的止痛药和0.2%氯己定漱口，保持口腔清洁。

病例分析

此典型病例的治疗过程见图4-7。患者为一名72岁的女性，全口无牙超过30年。首次就诊时，她佩戴的是第三副总义齿，已使用超过4年。和其他大多数使用全口总义齿的患者类似，她觉得上颌总义齿使用起来问题不大，但是下颌稳定和固位明显不足。无全身重大系统病史，口内检查上下颌牙槽骨严重萎缩。检查旧义齿发现上颌总义齿吸附力良好，下颌总义齿几乎没有任何吸附力。咬合关系可，正中关

系位前牙无咬合接触，后牙接触良好。术前影像学检查拍摄曲面断层片和头颅侧位片（图4-7a、b）。在头颅侧位片正中联合处测定骨高度约为8mm，评估颊舌侧骨宽度可以植入常规直径种植体。治疗计划拟订如下：

（1）双侧颏孔间植入4颗骨内短种植体；

（2）使用个性化杆卡结构将4颗种植体连在一起；

（3）下颌覆盖义齿修复；

（4）上颌新的总义齿修复。

告知患者治疗程序及风险，签署知情同意书。

外科程序

使用4%盐酸阿替卡因（混合1∶100000肾上腺素）局部浸润麻醉，植入4颗MRTI（Astra Tech OsseoSpeed 4mm×6mm，Dentsply）。术前未预防性使用抗生素，术中按照厂家《外科手册》以潜入式愈合的外科程序植入种植体。术区黏膜较厚，有约3mm角化软组织。与传统牙槽嵴顶切口设计不同的是，术者采用牙槽嵴唇侧横行切口加上正中1cm垂直切口翻瓣，整个黏骨膜瓣完全翻开至舌侧以完全暴露术区。种植位点处骨质Ⅰ~Ⅱ类，备洞时种植窝洞可见出血非常少。

如图4-7c的曲面断层片所示，所有的种植体均植入到骨缘以下。在一期术后的前2周，患者不允许佩戴旧义齿。拆线后对旧义齿调改和组织面软衬（Coe-Soft，Coe公司）。经过3个月的愈合期后，局麻下行二期手术。安装Astra 4mm高度的愈合基台（图4-7d），注意安装愈合基台后需再次调改义齿组织面。

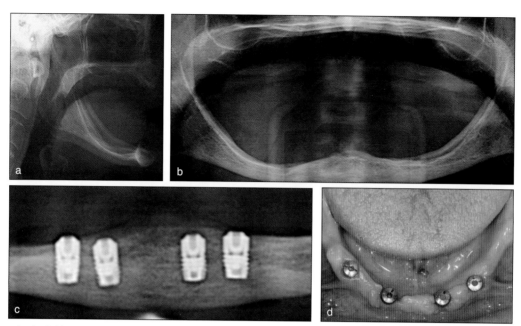

图4-7 （a）术前头颅侧位片显示正中联合处测定骨高度约为8mm。（b）术前曲面断层片显示双侧下颌体部严重吸收。（c）4颗4mm×6mm MRTI植入到下颌双侧颏孔间。（d）3个月的愈合期后，行种植二期手术，安装愈合基台。

修复程序

初印模的制取使用金属托盘和藻酸盐印模材（图4-7e）。然后根据初印模制作复合树脂材料的个性化托盘，注意要在种植体处开孔以便安装开窗的转移杆（图4-7f）。移除口内的愈合基台，安装Astra 20° Uni基台（Dentsply）（图4-7g、h）。终印模使用个性化托盘基台水平开放式制取（图4-7i），注意在印模前要先试托盘确认转移杆与托盘之间无任何接触，不然会妨碍个性化托盘的完全就位（图4-7j）。因为义齿为混合支持式，所以试托盘时要在安装转移杆的情况下还能保证托盘能很稳定地放置在黏膜上方。终印模的印模材料使用聚醚橡

胶（Impregum F, 3M ESPE）。首先用注射管把材料注射到转移杆周围（图4-7k），然后在个性化托盘内注射相同的材料后放置到口内（图4-7l）。等待印模材凝固的初期，应及时移除转移杆螺丝上方的印模材料，以便凝固后快速移除托盘。从口内移除托盘后（图4-7m），将转移杆与替代体连接起来（注意是和Astra Uni基台配套使用的替代体），用Ⅳ类石膏（Fujirock EP, GC）灌注最终阳模（图4-7n）。然后使用复合树脂材料制作的基托（Lightplast, Dreve Dentamid）和蜡堤记录颌位关系。在蜡堤记录颌位关系后需要使用硅橡胶进行固定（图4-7o）才能上𬌗架。

选择合适的人工树脂牙并在蜡堤上排牙，

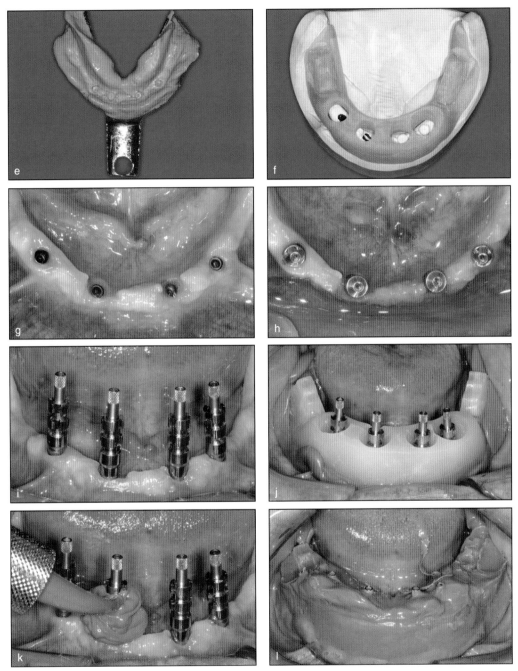

图4-7（续） | （e）制取藻酸盐初印模，以此来制作个性化开窗托盘。（f）个性化开窗托盘的开孔位置在石膏模型上应和开窗转移杆位置匹配。（g）移除愈合基台。（h）取终印模前，安装Astra Uni基台。（i）在Uni基台上方安装开窗转移杆。（j）口内试戴个性化托盘，应确保托盘顺利就位至黏膜上方且与转移杆之间无任何接触。（k）转移杆周围注射印模材料。（l）将盛有印模材的托盘完全放置就位后，仔细去除转移杆顶部的印模材料。

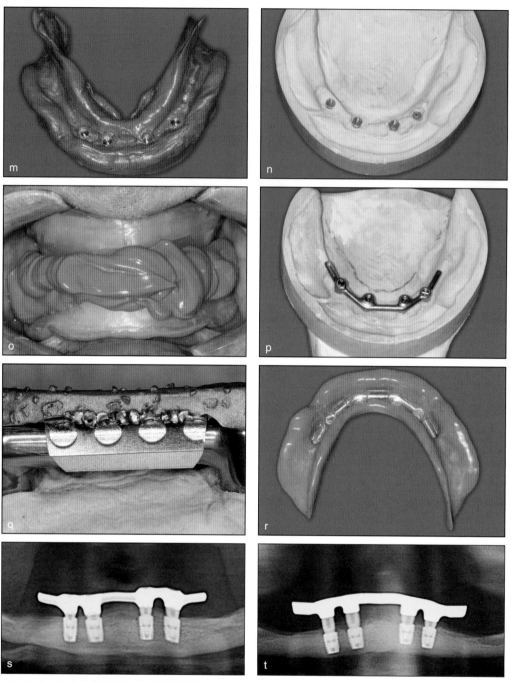

图4-7（续） | （m）完全凝固后的终印模型组织面。（n）替代体被包埋在石膏灌注的工作模型中。（o）利用蜡堤与硅橡胶记录的颌位关系。（p）在石膏工作模型上将研磨的钛杆与替代体连接。（q）用激光将固位卡焊接在钴铬合金支架上。（r）覆盖义齿的组织面，可见固位卡与钴铬合金支架共同组成了杆卡附着体的阴极。（s）戴牙1年后拍摄的曲面断层片，可见6mm短种植体与其上方的个性化杆附着体。（t）戴牙5年后的曲面断层片，可见种植体周围无异常，骨边缘线稳定。

医生需要在试排牙时检查义齿的美观、发音、正中关系、舌侧平衡关系以及垂直距离，最终由患者确认。然后，技师会对工作模型及义齿数字化扫描，然后在计算机软件中设计杆附着体，设计好后将数据发送至专门负责加工的厂家（ES Healthcare，NV）研磨钛杆。

钛杆研磨好后，将其放置在最初的工作模型上（图4-7p）。选择合适的金合金固位卡（Cendres + Métaux），固位卡不仅要与研磨好的杆匹配，而且要与修复体组织面钴铬合金（Vitalium PH2, Elephant-Dental BV）铸造的阴极匹配。然后先将固位卡用激光焊接在钴铬合金支架上（图4-7q），最后在义齿充胶的过程中将其与铸造的钴铬合金连接体包埋在丙烯酸树脂中（MegaCRYL N, Megadental）（图4-7r）。

试戴义齿时，先将杆附着体安装到基台上，然后分别将下颌覆盖义齿和上颌总义齿戴入口内。口腔卫生宣教，教患者如何清洁杆附着体周围以免周围的软组织增生，最后预约复查时间。1年后复查，患者对下颌覆盖义齿满意，拍摄曲面断层片可见种植体周围骨水平线稳定无吸收（图4-7s），同时在5年后复查时影像学表现依旧非常稳定（图4-7t）。

覆盖义齿修复的患者建议每年预约1次维护，通常包括再次的口腔卫生指导以及清理杆附着体上部结构舌侧的牙结石。对于下颌骨严重萎缩的患者，口底深度不足，而且杆附着体和天然牙结构区别很大，所以维持口腔卫生难度更大，因此每年的定期复查是非常必要的，特别是对于生活自理能力差的老龄患者。复查时同时要留意观察软组织有无早期增生和有无念珠菌感染，如果发现应早期进行干预。

结论

目前标准长度（≥10mm）种植体支持覆盖义齿的临床方案有较多文献报告，可以明显改善无牙颌患者的生活质量。但是短种植体支持的覆盖义齿临床证据较少，尚需更多的临床研究来证实。在一些下颌骨严重萎缩的病例中，作者做过一些4颗MRTI支持，杆卡附着体的覆盖义齿。尽管病例数不多，但5年后的临床效果还是令人鼓舞的。目前作者还未检索到有文章比较本文中的临床设计（4颗短种植体+杆卡）和其他不同的临床设计（2颗短种植体+球帽/Locator）之间的种植体留存率和优缺点。但可以肯定的是，后者经济花费更小、临床程序更简单，但同时也面临着更高种植体失败的风险。

致谢

作者在此要感谢荷兰格罗宁根大学医疗中心种植部门的J. W. A. Slot博士、荷兰阿伯尔多伦蒙德霍克种植中心的F. L. Gulié博士以及荷兰格罗宁根口腔颌面部技术实验室的Gerrit van Dijk先生。

参考文献

[1]Boven GC, Raghoebar GM, Vissink A, Meijer HJ. Improving masticatory performance, bite force, nutritional state and patient's satisfaction with implant overdentures: A systematic review of the literature. J Oral Rehabil 2015; 42:220–233.

[2]Adell R, Lekholm U, Rockler B, Brånemark PI. A 15-year study of osseointegrated implants in the treatment of the edentulous jaw. Int J Oral Surg 1981;10:387–416.

[3]Thomason JM, Feine J, Exley C, et al. Mandibular two implant-supported overdentures as the first choice standard of care for edentulous patients—The York Consensus Statement. Br Dent J 2009;207:185–186.

[4]Engquist B, Bergendal T, Kallus T, Linden U. A retrospective multicenter evaluation of osseointegrated implants supporting overdentures. Int J Oral Maxillofac Implants 1988;3:129–134.

[5]Raghoebar GM, Meijer HJ, Van 't Hof M, Stegenga B, Vissink A. A randomized prospective clinical trial on the effectiveness of three treatment modalities for patients with lower denture problems. A 10 year follow-up study on patient satisfaction. Int J Oral Maxillofac Surg 2003;32: 498–503.

[6]Hoeksema AR, Visser A, Raghoebar GM, Vissink A, Meijer HJ. Influence of age on clinical performance of mandibular two-implant overdentures: A 10-year prospective comparative study. Clin Implant Dent Relat Res 2016;18: 745–751.

[7]Chow L, Chow TW, Chai J, Mattheos N. Bone stability around implants in elderly patients with reduced bone mineral density—A prospective study on mandibular overdentures. Clin Oral Implants Res 2017;28:966–973.

[8]Meijer HJ, Raghoebar GM, Batenburg RH, Visser A, Vissink A. Mandibular overdentures supported by two or four endosseous implants: A 10-year clinical trial. Clin Oral Implants Res 2009;20:722–728.

[9]Walton JN, Glick N, Macentee MI. A randomized clinical trial comparing patient satisfaction and prosthetic outcomes with mandibular overdentures retained by one or two implants. Int J Prosthodont 2009;22:331–339.

[10]Cawood JI, Howell RA. A classification of the edentulous jaws. Int J Oral Maxillofac Surg 1988;17:232–236.

[11]Slot W, Raghoebar GM, Cune MS, Vissink A, Meijer HJ. Maxillary overdentures supported by four or six implants in the anterior region: 5-year results from a randomized controlled trial. J Clin Periodontol 2016;43:1180–1187.

[12]Lee JY, Kim HY, Shin SW, Bryant SR. Number of implants for mandibular implant overdentures: A systematic review. J Adv Prosthodont 2012;4:204–209.

[13]Sadowsky SJ, Zitzmann NU. Protocols for the maxillary implant overdenture: A systematic review. Int J Oral Maxillofac Implants 2016;31(suppl):s182–s191.

[14]Kern JS, Kern T, Wolfart S, Heussen N. A systematic review and meta-analysis of removable and fixed implant-supported prostheses in edentulous jaws: Post-loading implant loss. Clin Oral Implants Res 2016;27:174–195.

[15]das Neves FD, Fones D, Bernardes SR, do Prado CJ, Neto AJ. Short implants—An analysis of longitudinal studies. Int J Oral Maxillofac Implants 2006;21:86–93.

[16]Müller F, Duvernay E, Loup A, Vazquez L, Herrmann FR, Schimmel M. Implant-supported mandibular overdentures in very old adults: A randomized controlled trial. J Dent Res 2013;92(12 suppl):154S–160S.

[17]Maniewicz S, Buser R, Duvernay E, et al. Short dental implants retaining two-implant mandibular overdentures in very old, dependent patients: Radiologic and clinical observation up to 5 years. Int J Oral Maxillofac Implants 2017;32:415–422.

[18]Vercruyssen M, Marcelis K, Coucke W, Naert I, Quirynen M. Long-term, retrospective evaluation (implant and patient-centred outcome) of the two-implants-supported overdenture in the mandible. Part 1: Survival rate. Clin Oral Implants Res 2010;21:357–365.

[19]Stellingsma K, Raghoebar GM, Visser A, Vissink A, Meijer HJ. The extremely resorbed mandible, 10-year results of a randomized controlled trial on 3 treatment strategies. Clin Oral Implants Res 2014;25:926–932.

[20]Renouard F, Nisand D. Impact of implant length and diameter on survival rates. Clin Oral Implants Res 2006;17(suppl 2):35–51.

[21]Guljé F, Raghoebar GM, Ter Meulen JW, Vissink A, Meijer HJ. Mandibular overdentures supported by 6-mm dental implants: A 1-year prospective cohort study. Clin Implant Dent Relat Res 2012;14(suppl 1):e59–e66.

[22]Albrektsson T, Wennerberg A. Oral implant surfaces: Part 1—Review focusing on topographic and chemical properties of different surfaces and in vivo responses to them. Int J Prosthodont 2004;17:536–543.

[23]Lekholm U, Zarb GA. Patient selection and preparation. In: Brånemark PI, Zarb GA, Albrektsson T (eds). Tissue-Integrated Prostheses: Osseointegration in Clinical Dentistry. Chicago: Quintessence, 1985:199–209.

[24]Deporter D, Pharoah M, Yeh S, Todescan R, Atenafu EG. Performance of titanium alloy sintered porous-surfaced (SPS) implants supporting mandibular overdentures during a 20-year prospective study. Clin Oral Implants Res 2014;25:e189–e195.

[25]Jensen OT, Cullum DR. Minimally invasive complete arch treatment: The versatility of angled implants. In: Cullum DR, Deporter D (eds). Minimally Invasive Dental Implant Surgery. Hoboken, NJ: Wiley, 2016:219–226.

[26]Chrcanovic BR, Abreu MH. Survival and complications of zygomatic implants: A systematic review. Oral Maxillofac Surg 2013;17:81–93.

[27]Guljé F, Abrahamsson I, Chen S, Stanford C, Zadeh H, Palmer R. Implants of 6 mm vs. 11 mm lengths in the posterior maxilla and mandible: A 1-year multicenter randomized controlled trial. Clin Oral Implants Res 2013;24:1325–1331.

[28]Lai HC, Si MS, Zhuang LF, Shen H, Liu YL, Wismeijer D. Long-term outcomes of short dental implants supporting single crowns in posterior region: A clinical retrospective study of 5-10 years. Clin Oral Implants Res 2013;24: 230–237.

[29]Pierrisnard L, Renouard F, Renault P, Barquins M.

Influence of implant length and bicortical anchorage on implant stress distribution. Clin Implant Dent Relat Res 2003;5: 254–262.

[30]Raghoebar GM, Meijer HJ, Stellingsma K, Vissink A. Addressing the atrophied mandible: A proposal for a treatment approach involving endosseous implants. Int J Oral Maxillofac Implants 2011;26:607–617.

[31]Soehardi A, Meijer GJ, Manders R, Stoelnga PJ. An inventory of mandibular fractures associated with implants in atrophic edentulous mandibles: A survey of Dutch oral and maxillofacial surgeons. Int J Oral Maxillofac Implants 2011;26:1087–1093.

[32]Kalpidis CD, Setayesh RM. Hemorrhaging associated with endosseous implant placement in the anterior mandible: A review of the literature. J Periodontol 2004;75: 631–645.

[33]Meyer S, Giannopoulou C, Courvoisier D, Schimmel M, Müller F, Mombelli A. Experimental mucositis and experimental gingivitis in persons aged 70 or over. Clinical and biological responses. Clin Oral Implants Res 2017;28: 1005–1012.

[34]Keller EE. Reconstruction of the severely atrophic edentulous mandible with endosseous implants: A 10-year longitudinal study. J Oral Maxillofac Surg 1995;53:305–320.

[35]Ma S, Payne AG. Marginal bone loss with mandibular two-implant overdentures using different loading protocols: A systematic literature review. Int J Prosthodont 2010;23: 117–126.

[36]Schimmel M, Srinivasan M, Herrmann FR, Müller F. Loading protocols for implant-supported overdentures in the edentulous jaw: A systematic review and meta-analysis. Int J Oral Maxillofac Implants 2014;29(suppl):271–286.

[37]Zygogiannis K, Wismeijer D, Aartman IH, Osman RB. A systematic review on immediate loading of implants used to support overdentures opposed by conventional prostheses: Factors that might influence clinical outcomes. Int J Oral Maxillofac Implants 2016;31:63–72.

[38]Spray JR, Black CG, Morris HF, Ochi S. The influence of bone thickness on facial marginal bone response: Stage 1 placement through stage 2 uncovering. Ann Periodontol 2000;5:119–128.

5 | 螺纹种植体在上颌后牙区的应用

Threaded Implants in the Posterior Maxilla

Adriano Piattelli, MD, DDS

Pierluigi Balice, DDS, MDSc

Antonio Scarano, DDS, MD

Vittoria Perrotti, DDS, PhD

骨内根状螺纹种植体的应用已经取得很大进展，可以成功地用于条件较差的病例中，但是在上颌后牙区的使用仍然是严峻的挑战[1]。

骨质和骨量较差、视野受限、颌间距离增加（常因拔牙后未行位点保存造成的牙槽嵴吸收导致）和广泛的上颌窦气化[2-5]等限制因素的存在妨碍了在不做侵入性上颌窦内植骨的情况下植入标准长度（≥8.5mm）螺纹种植体。尽管可以进行上颌窦内植骨，但上颌后牙区骨质较差（松质骨较多），大部分的种植失败仍发生在这一区域[6]。

迄今为止，在萎缩或上颌窦气化的上颌后牙区有4种主要的治疗方法可供选择：

（1）预先行经侧壁开窗的上颌窦底提升术（open lateral window sinus grafting, OSG），延期植入标准长度种植体；

（2）植入标准长度种植体同期行OSG或经牙槽嵴顶的上颌窦底提升术；

（3）植入短种植体，不须行上颌窦底提升术；

（4）倾斜植入颧种植体或翼种植体。

其他在上颌后牙区使用频率较低的治疗方法包括引导骨再生、块状骨移植和牵张成骨；这些治疗方法难度较大、技术敏感性高，通常需要经验丰富的临床医生来完成。此外，这些治疗会带来额外的生物成本、延长治疗时间、增加手术并发症的风险[7-8]。在不同的患者上选择治疗方法需要相关科学证据的指导与医生临床经验、技术的支持，同时还要考虑患者的意愿、身体状况和经济基础。很明显，使用短种植体以减少上颌窦底提升的高度甚至避免进行相关操作，是患者和医生的优选方案。本章旨在更新临床医生对于短种植体在上颌后牙区应用的理解。

上颌窦底提升程序

上颌窦底提升术使得种植体可以植入萎缩的上颌后牙区，是广泛使用的治疗手段[9]。过去，临床医生担心上颌窦底骨高度不足，无法获得足够的种植体初期稳定性，经常在种植体植入前单独先进行OSG。这种情况下垂直骨高度通常<4mm[2]。这种治疗方案获得了大量科学文献的支持，具有较高的种植体留存率，尤其是当提升后植入颗粒喷砂/酸蚀表面处理的种植体（也就是中度粗糙表面）时。与更长的机械光滑表面种植体相比，粗糙表面短种植体可以改变并加速骨结合过程、增强骨锚定程度、具有更高的旋出扭矩值[10]。

文献回顾

有系统评估报告经侧壁开窗的上颌窦底提升术后种植体的年失败率为3.48%，种植体3年留存率为90.1%[2]。而另一篇系统评估则指出，行经牙槽嵴顶的上颌窦底提升术后，种植体年失败率与不需行上颌窦底提升术的种植位点无显著差异，种植体3年留存率为92.8%[11]。相比于其他治疗方案，OSG是中度创伤性的，且增

加了上颌窦感染的风险。此外，由于植骨材料愈合的需要，OSG后延期种植会延长患者的修复时间。这个过程可能需要3~12个月，视植骨材料而定[12]。当治疗前上颌窦底骨高度>4mm时，种植体较易获得初期稳定性，OSG同期植入标准长度种植体是可行的，但是风险仍然存在。经牙槽嵴顶的上颌窦底提升术同期植入标准长度种植体常需要更多的窦底骨高度，但如果窦底骨高度足够，经牙槽嵴顶的上颌窦底提升术可作为OSG的替代方法[13]。

Tetsch等[14]对上颌窦底提升术（经牙槽嵴顶或经侧壁开窗）后植入11.5mm种植体的患者进行了14年的回顾性研究。经牙槽嵴顶的上颌窦底提升术包括提升预期种植位点根方上颌窦底的皮质骨。在Tesch等[14]的报告中，经牙槽嵴顶的上颌窦底提升术通过手用骨凿完成，也可以使用专用磨头套装轻易完成[15-18]。经牙槽嵴顶的上颌窦底提升术和OSG均获得了97%的成功率。但是数据表明，两种技术的选择的基础是窦底骨高度。选择经牙槽嵴顶的上颌窦底提升术的位点平均需要提升3.3mm（术前平均骨高度8.2mm），选择OSG的位点需要提升6.5mm（术前平均骨高度5mm）。

Zill等[19]就窦底骨高度更少的情况下行经牙槽嵴顶的上颌窦底提升术提供了更多的支持数据。这是一项5年的回顾性研究，纳入113名患者和233颗上颌后牙区中度粗糙表面Straumann软组织水平螺纹种植体（长度10mm或12mm），治疗前平均窦底骨高度为（5.9±1.7）mm（较Tetsch等[14]的研究少2mm），所有种植过程不翻瓣、上颌窦底提升不添加植骨材料。经牙槽嵴顶的上颌窦底提升术可以将上颌窦底或窦底黏膜提升最多5mm且

不造成黏膜损伤[20]。Zill等报告的5年种植体留存率为92.7%，在负载5年后的随访中，纳入的113名患者中有63例发生失访。作者得出结论，考虑到风险和收益，如果窦底骨高度>5mm，没有任何理由使用OSG。这一点是很有意义的，因为OSG总体上增加了并发症的风险，包括：上颌窦底黏膜穿孔、周围血管损伤、上颌窦感染或手术导致的上颌窦炎、术后肿胀、上唇感觉异常[21]。

并发症

OSG最常见的并发症是上颌窦黏膜穿孔，发生率为20%~44%[22]。Fan等[3]对关于OSG的随机对照临床试验进行了系统评估和Meta分析，OSG的种植体在3年内有高达17%的失败率。上颌窦黏膜损伤的影响因素包括翻瓣的设计和操作、提升上颌窦底黏膜的技术和器械、上颌窦底提升的开窗设计（尤其当上颌窦内存在分隔时）。众所周知，存在一个或多个分隔是导致黏膜穿孔的解剖风险因素，为了降低风险，需要严格评估CBCT以确定间隔是否存在、大小和位置[23-24]。

其他可以从CBCT上得到的相关信息包括窦内是否存在病理性改变、侧壁和窦底黏膜厚度、主要血管的位置、剩余牙槽骨的量和形状[25]。上颌窦黏膜的厚度通常可以通过患者的牙龈生物型预测。通过研究CBCT，Aimetti等[26]报告厚龈生物型患者的上颌窦黏膜的平均厚度为（1.26±0.14）mm，而薄龈生物型患者的上颌窦黏膜的平均厚度为（0.61±0.15）mm。显然，黏膜越薄，损伤风险越高。

OSG黏膜穿孔的另一个风险因素是上颌窦

解剖。Cho等[27]研究了上颌窦黏膜穿孔和上颌窦宽度的关系。他们报告，当需要提升的位点在较窄的前部区域或上颌窦外侧壁和内侧壁之间的角度<30°时，窦底黏膜穿孔的风险最高（62.5%）。当需要提升的位点在上颌窦的中部且外侧壁和内侧壁的角度为30°~60°时，黏膜穿孔风险降至28.6%。当需要提升的位点在上颌窦的后部且外侧壁和内侧壁的角度>60°时，黏膜穿孔风险为0。

黏膜穿孔后种植体留存的概率尚存争论。有些学者认为，黏膜穿孔会降低种植体留存率，另一些学者认为穿孔的黏膜经过即刻适当的处理后对种植体的留存无影响[28]。处理方法包括封闭穿孔的区域以容纳移植的生物材料[29-30]。无论OSG还是经牙槽嵴顶的上颌窦底提升术导致的黏膜穿孔，一种有效的方法是使用自体富血小板纤维蛋白凝块（PRP-F），它富含生长因子、具有抗菌性能。当需要在愈合的拔牙窝或即刻种植位点行穿牙槽嵴顶上颌窦底提升时，这种预制的凝块可作为性能优越的移植材料[31-32]。这种凝块也可以减少上颌窦底提升术后的并发症[33]。

另一个风险是在OSG中预防动脉损伤和严重的术中出血，这需要术前在CBCT中详细评估动脉的位置[22,34]。侧壁开窗中使用的器械也会影响出血[35]。如果发生了术中出血，止血的步骤包括将患者头部抬起，直接、有力地施加压迫，使用局部血管收缩剂。其他方法包括电凝止血、缝合血管、挤压动脉周围的骨组织。尽管电凝止血是最快的方法，但操作者必须谨慎以防止黏膜损伤[29,36]。

倾斜植入颧种植体或翼种植体可以避免处理上颌窦，但是需要术者经验丰富，且目前相关的长期报告较少[37-38]。

短种植体

考虑到OSG的风险因素、需要的技术和成本，在种植失败的风险不会增高的前提下，可以选择使用短种植体或超短种植体。经牙槽嵴顶的上颌窦底提升术结合压力成型种植体已经展示了卓越的长期成功率（参见第7章和第8章）。然而，许多医生对于使用骨内短螺纹种植体仍有疑虑，大多数人可能是受到同行的影响。事实上，这种否定态度仍集中在短种植体的不良体验上，即在骨质差的位点使用最初的Brånemark光滑表面短种植体（Nobel Biocare）[39-40]。此外，这些失败也和术者有关，因为也有些医生报告Brånemark短种植体效果良好[41]。

目前的共识是，短种植体或超短种植体需要具有中度粗糙表面形态，有或没有纳米涂层（如亚微米磷酸钙涂层），才能在大多数医生手中获得良好效果。众所周知，骨-种植体接触的增加影响种植体成功，而中度粗糙表面符合这一标准[1]。很多因素决定骨-种植体接触，如种植体长度、锥度、直径、表面形态[42]。因此，直观上似乎短种植体难以获得初期稳定性，因为它们的表面积比长种植体小[43]。然而，种植体表面性质的明显改进和外科技术的优化使得短种植体的使用越来越广泛，已经有学者对4mm中度粗糙螺纹种植体（moderately rough threaded implants，MRTI）进行了开创性的研究（图5-1），市场上也出现大量短种植体[5,8,44]。对于长度<7mm的种植体，表面形态非常重要，因为短MRTI是优于

机械加工光滑表面短螺纹种植体的[45-46]。此外，多个系统评估显示较短MRTI和较长MRTI的留存率无显著差异[47-49]。Renouard和Nisand[50]总结认为，在对位点条件进行了影像学检查和评估、位点预备和外科技术应用合理的情况下，中度粗糙表面短种植体和较长的种植体的留存率是相当的。

不影响上颌窦的情况下，在上颌后牙区的原生骨中植入短种植体或超短种植体，对患者有一定的优势和劣势（框5-1）。相比于上颌窦底提升后植入较长的种植体，植入短种植体给患者带来的术后即刻功能限制和不适明显更少[8]，所需的费用减半，手术时间也明显更少，这对患者和医生都是有利的。Schincaglia等[51]报告，短种植体的平均手术时间需要52.6分钟，而侧壁开窗上颌窦底提升后植入较长的种植体所需的平均时间为74.6分钟。

短种植体的临床优势还包括：手术程序对医生技能的要求较低，失败的种植体更易取出，需要的辅助诊断较少（如CT），种植可选择的解剖位点更多[30,52]。Kopecka等[53]在一项影像学研究中报告，在前磨牙、第一磨牙和第二磨牙，窦底骨高度<5mm的概率分别为31.6%、73.1%和54.2%。很多情况下即使使用短种植体或超短种植体，也需要进行经牙槽嵴顶的上颌窦底提升术。经牙槽嵴顶的上颌窦底提升术结合短种植体或超短种植体成功的关键在于谨慎的患者选择（最好是非吸烟者）、无菌操作、足够的牙槽骨宽度、良好的初期稳定性、足够的愈合时间以使新骨在种植体根方形成。

目前几乎所有厂家都提供短种植体，尽管部分产品没有经过足够的上市前检测。过去

图5-1｜2颗4mm×4mm超短MRTI负载1年后影像学检查。（由意大利博洛尼亚大学的Pietro Felice医生提供；修复工作由意大利博洛尼亚大学的Michele Diazzi博士完成；参见第6章）

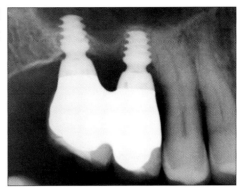

框5-1｜短种植体的优势与劣势

优势	劣势
• 手术程序少，并发症、肿胀、疼痛少	• 难以得到足够的初期稳定性
• 所需材料少，费用低	• IV型骨质下风险较高
• 手术时间短，减轻术者的压力和疲劳、减少组织损伤和费用	• 推荐潜入式愈合，需要二期手术
• 术中、术后并发症少	• 可能增加修复并发症
• 邻牙损伤风险低	• 缺乏长期数据（尤其是超短种植体和短种植体支持的单冠），面临未知的长期并发症
• 种植体易植入最佳位置	

对于"短种植体"的定义不明确，目前大多数学者接受的标准，是将"短"定义为种植体的设计骨内长度（designed intrabony length, DIL，即种植体表面直接形成骨结合的长度）为6~8mm。将DIL>8mm定义为标准长度，DIL<6mm定义为"超短种植体"[54]。

文献回顾

关于上颌后牙区短种植体的研究大部分正在进行，且相对较少，目前的早期结果是很好的[55-57]。有数据支持将8mm MRTI用于上颌后牙区，部分医生认为其效果与标准长度种植体相似。也有越来越多的研究报告，如果遵循适当的方案，上颌后牙区使用6mm MRTI的临床效果良好[58-61]。

一般来说，种植体留存率和种植体长度是否具有明确的线性相关尚缺乏充足的科学证据支持。缺乏使用<8mm MRTI的研究主要基于生物力学方面的考量，不合适的C/I比会导致过度的机械负载，造成负载后骨结合丧失[58]。然而这种风险可能被高估，因为越来越多的研究表明，8mm或者更短的种植体会不可避免地产生更高的C/I比，但这并不一定会导致更高的失败率、更大程度的边缘骨吸收或更多的生物学并发症[8,62-64]。Garaicoa-Pazmiño等[65]的系统评估中，当C/I比为0.6∶1~2.36∶1时，C/I比越高，种植体周围骨吸收越少。高C/I比可能对短种植体支持修复体的边缘骨水平提供了保护作用，而不是造成骨吸收。与这一发现相关的是最近另一项研究的结果，该研究显示，中度粗糙表面的6mm短种植体相比于较长的10mm种植体，种植体周围骨密度更高，说明骨组织对增加的机械应力有积极的反应[66]。需要强调的是，任何设计和长度的种植体，可能存在C/I比上限，超过该上限会导致失败率增加[67-68]。

部分研究者不推荐在骨密度低（Ⅳ型）的上颌后牙区使用短MRTI[41]。也有研究指出增加中度粗糙表面短种植体的直径有助于补偿其长度的减小[69-70]。然而，有报告在上颌后牙区，一旦完成骨结合，种植体的直径不会显著影响长期留存率[71]。

迄今为止，比较上颌后牙区短MRTI或超短MRTI和上颌窦底提升后植入较长MRTI的文献研究，尚未报告两者在留存率或边缘骨水平（最长随访18个月）之间有显著的统计学差异[5,8,55,57]。Thoma等[8]的结论是，在上颌后牙区，如果患者偏好创伤性最小的治疗方法，短种植体是可行的选择。尽管将来的长期研究可

能发现短种植体失败率更高，也应该把短种植体的治疗方法告知患者，让患者知情，再来决定是否签署OSG的知情同意书。

并发症

大部分短MRTI的失败发生在上颌磨牙区，这一区域的窦底骨高度通常最小。系统评估报告，上颌短种植体的失败率较下颌短种植体稍高[8,47]。这可能与上下颌后牙区骨密度的差异有关。下颌后牙区的骨密度通常较高，可以减少种植体周围的应力集中、改善骨-种植体界面的机械性能。因此在骨密度高的位点更适合使用短种植体或超短种植体。此外，术者的视野受限也是上颌后牙区使用短种植体或超短种植体的另一个挑战。

夹板式连接种植体

为了缓解骨应力，大部分研究将短MRTI或超短MRTI与其他种植体（常为较长的种植体）夹板式连接[72]。FEA显示，5mm×4mm莫氏锥度连接的锥形MRTI应当只能使用夹板式连接，以避免过度负载，大部分研究者也认同此观点[73]。在更早的FEA研究中，同一组研究者预测，相比于11mm或13mm种植体，使用5mm MRTI会使皮质骨所受应力增加50%，松质骨所受应力增加80%[74]。这就可以解释为何短种植体周围骨密度比标准长度种植体变化大[66]。为了控制短种植体的应力，还有其他修复方面的考量，包括减小咬合面、降低牙尖斜度、减小非轴向负载、避免悬臂[75]。如果只使用短种植体或超短种植体，一般1个缺牙位点植入1颗种

植体，不管种植体是否夹板式连接。Mendonça等[76]比较了夹板式连接和非夹板式连接短种植体，发现前者有明显优势，尤其对于男性患者，非夹板式连接短种植体的失败率增加了10倍。但是，联冠设计的种植修复体必须设计成适合的轮廓外形，开放种植体间清洁通道，以便于患者日常护理，这有助于避免并发症的发生[77]。

非夹板式连接种植体

关于非夹板式连接的单颗短MRTI的临床效果，研究结果各异，其中的大部分研究目前只展示了短期数据。短种植体和超短种植体的负载需要熟练的临床技术，并且医生应当认识到其固位螺丝松动的概率高于正常水平。Guljé等[78]报告了上颌后牙区6mm MRTI单冠修复随访1年的结果，这些种植体的近远中都有邻牙，这一点很重要。该研究样本量较小，仅有20例，但是1年留存率是100%。正如研究者所陈述的，想推广这种治疗方法还需要长期的数据支持。

一篇关于6mm MRTI的前瞻性随机对照研究报告了不太令人满意的5年随访结果。短种植体的5年留存率仅为86.7%，而对照组较长的种植体留存率为96.7%[58]。Lai等[79]报告了上下颌后牙区6~8mm MRTI单冠修复后5~10年（平均7.2年）的结果，总留存率是98.3%，留存率与患者性别或种植体直径（4.1mm或4.8mm）无显著相关性。种植体失败更多发生在骨质较差（Ⅳ型）的区域，15颗种植体发生了种植体周围炎或周围黏膜炎（其中2颗种植体失败）[80]。12.6%的种植体发生了修复并发症，作者分析这可能和

单冠的边缘受到最大的应力集中有关，使得基台螺丝的松动相当普遍。

患者选择与推荐的治疗指南

相比于上颌窦底提升后使用较长的种植体，短种植体会显著减少患者的功能限制和不适感。临床中这些关于并发症的信息可能会影响患者的最终选择。当和患者讨论治疗计划时，医生应当详细告知患者治疗前、中、后期的并发症。许多研究使用不同的评估方法报告了患者评价结果，相比于需要大量骨增量的手术，短种植体具有较少的并发症，是有优势的。

理想情况下，上颌后牙区使用短种植体或超短种植体的患者是不吸烟的，因为吸烟者会面临高风险的吸烟相关的种植失败，这与种植体长度无关[81]。即使这样，上颌后牙区短螺纹种植体的失败风险也高于存在骨吸收的下颌后牙区使用的相似种植体。框5-2~框5-4提出了短（6~8mm）MRTI的使用指南。

应用短MRTI和超短MRTI的临床病例

病例1

使用单颗8mm×4.8mm骨水平MRTI（Leone）修复左上颌第一磨牙。基线影像学检查如图5-2a所示。注意，近远中邻牙都是天然牙。通过平台转移设计减少周围骨吸收。如图5-2b所示，为种植体负载10年后的影像学检查。没有进行上颌窦内植骨。

框5-2 | 短MRTI植入指南

在上颌后牙区的原生骨中植入短MRTI可作为上颌窦底提升术和较长的种植体的替代方案，当遵循以下指南时：

- 术前CBCT是重要的诊断工具，用于评估骨密度和准确的牙槽嵴宽度、高度

- 颊腭向牙槽嵴宽度应当足够或经过适当处理，以确保种植窝预备后颊侧剩余≥2mm的骨厚度

- 合理的骨密度（Ⅱ型或Ⅲ型）80

- Ⅳ型骨质位点难度较高，应使用宽直径（≥5mm）种植体以得到最优的骨-种植体接触

- 推荐使用带自攻性的种植体以减少骨移动，增加初期稳定性

- 种植位点预备应逐步进行，临床医生应当考虑到，相比较长种植体，短种植体位点预备中能允许的角度调整更少

- 预备窝洞的直径稍小于种植体直径

- Ⅳ型骨质尽可能减少位点预备

- 使用短种植体时行少量的经牙槽嵴顶的上颌窦底提升术，即使有小的窦底黏膜穿孔也是没有问题的；可以使用钻子上的止动环避免穿孔（许多外科工具盒都有提供）

- 行经牙槽嵴顶的上颌窦底提升术时，使用锥形种植体可以提高初期稳定性、降低种植体进入上颌窦的风险

- 推荐潜入式愈合

- 负载时间与较长的种植体相同，禁止即刻负载

- 不合适的C/I比可能不会增加种植失败或修复并发症的风险，然而应当将多颗种植体夹板式连接

- 如果短种植体使用单冠修复，最好种植体近远中都是天然牙

- 修复体应具有平坦的𬌗面以降低非轴向力，还应当将种植体夹板式连接、降低咬合面积、避免悬臂以得到合适的咬合负载

病例2

图5-3a展示了一例双侧上颌后牙区需要种植修复的术前曲面断层片。窦底骨高度最大为5mm。这名患者被纳入临床试验来比较两种治疗方法[55]。右侧行OSG后延期植入2颗10mm×6mm MRTI。左侧植入3颗5mm×6mm种植体，未行上颌窦底提升术。所有种植体为内连接修复的Rescue种植体（MegaGen）。种植体均为潜入式愈合，4个月后行二期手术。图5-3c、d展示了负载1年后、4年后的影像学检查。两种治疗方式均成功。

病例3

患者要求修复右上颌第一磨牙，左上颌第二前磨牙和第一、第二磨牙，参与了一项随机对照临床试验[51]。术前窦底骨高度为5~7mm。所有位点（除外左侧第二前磨牙，该位点骨高度足够，植入标准长度种植体）植入6.1mm×4.0mm带自攻性的柱形螺纹MRTI（OsseoSpeed, Dentsply）。右上颌第一磨牙基线和负载4年后的影像学检查如图5-4a、b所示。使用的2颗短种植体基线和负载4年后的影像学检查如图5-4c、d所示。

框5-3 | 吸收的上颌后牙区使用短种植体的有利因素

- 不吸烟者

- 增加的种植体直径

- 中度粗糙表面结构

- 有利的（较高的）骨密度

- 潜入式愈合

- 夹板式连接，逐步负载

- 避免过度负载和口腔功能异常

- 单冠修复时远中为天然牙

框5-4 | 使用MRTI时对吸收的上颌后牙区的处理

- 在新的研究出现之前，剩余骨高度<5mm的位点要使用短MRTI时，推荐使用上颌窦底提升术

- 需要提升的高度≤3mm时可以考虑经牙槽嵴顶的上颌窦底提升

- 剩余骨高度为5~8mm时可以考虑不进行上颌窦内植骨，使用短（6~8mm）MRTI

- 吸收的上颌后牙区常规使用中度粗糙表面超短（<6mm）种植体需要更多的长期临床研究数据支持

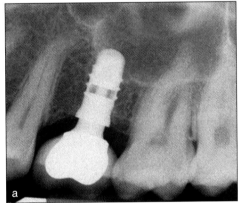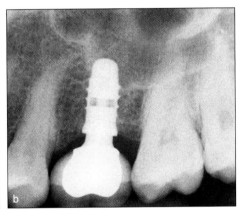

图5-2 | （a）戴牙时种植体周围骨水平。修复体有平台转移设计。（b）10年后的影像学检查，证明种植体周围骨保留与稳定性。（由意大利科莫格拉维多那的Carlo Mangano和Francesco Mangano医生提供）

病例4

患者参与一项随机对照试验[51]，仅要求修复左上颌第一磨牙（图5-5a）。植入短种植体（OsseoSpeed），潜入式愈合，安装形状不规则的修复体，形成一个小的远中悬臂（图5-5b）。

病例5

患者要求种植固定修复其左上颌第一、第二磨牙，第一磨牙位点植入7.0mm×5.7mm柱形MRTI（Oralplant）。第二磨牙位点窦底骨高度仅剩6mm，植入1颗相似但稍短种植体（4.5mm×5.7mm）（图5-6a）。2颗种植体均潜入式愈合，使用双单位固定局部义齿修复（图5-6b）。

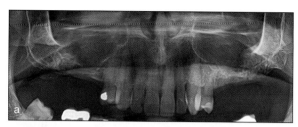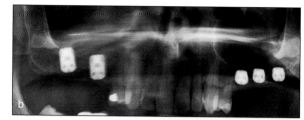
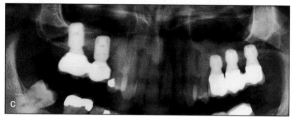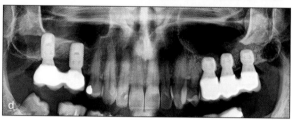

图5-3 |（a）治疗前曲面断层片，双侧上颌后牙区剩余骨高度约5mm。（b）双侧种植体植入后即刻的影像学检查。使用覆盖螺丝、潜入式愈合和骨结合。（c）负载1年后的影像学检查，所有种植体夹板式连接。（d）负载4年后的影像学检查。（由意大利博洛尼亚Pietro Felice医生提供）

病例6

图5-7a展示了最后也是最极限的一个病例。患者上颌牙列缺失，植入数颗种植体，主要是标准长度种植体。然而右上颌第一磨牙位点窦底骨高度<3mm。为了让这部分的局部义齿得到更直接的支持作用，使用1颗2.5mm×5.7mm树桩形MRTI（TuberPlant SC，Oralplant）。左侧第一磨牙位点植入1颗相似但稍长的种植体（5.5mm×5.7mm）。经过7个月的初期愈合后，将短种植体与多颗标准长度种植体夹板式连接。随访11个月的影像学检查见图5-7b。所有位点预备过程相似，只有右侧第一磨牙植入2.5mm种植体的位点预备不充分。2颗超短种植体均为带自攻性的，左侧第一磨牙位点5.5mm种植体为中空型。这是一种高度创新的方法，完全是试验性质的，但是它可以说

明，短种植体与超短种植体具有可预期的研究和使用前景。

结论

在骨吸收的上颌后牙区使用短种植体（6~8mm）具有很多优势，包括减少费用、缩短手术时间、减少并发症、避开重要结构，与标准长度种植体结合OSG相比，短种植体可以将术中并发症的风险减少3倍。有些研究报告，短种植体的留存率比标准长度种植体稍低，尤其当用于独立的单冠修复时[6,8]。更重要的是，如果一名患者没有选择短种植体的方案，很有可能是他没有接收到足够的信息。对于很多患者，相比于很长的颧种植体或上颌窦底提升术后植入标准长度MRTI带来的并发症，他们更愿意承担短种植体稍高的失败风险。迄今为止，

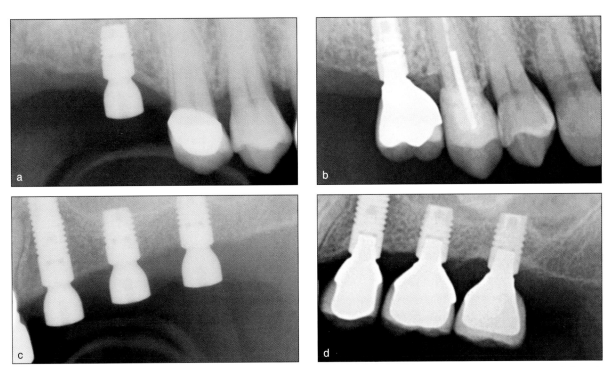

图5-4 | （a）种植体植入后影像学检查。植入1颗6.1mm×4.0mm种植体，非潜入式愈合。（b）独立式的单冠修复，包含平台转移设计。X线片显示种植体负载4年后，骨高度稳定。远中无天然牙分担咬合力。（c）第一、第二磨牙位点植入2颗短MRTI，非潜入式愈合。未行上颌窦底提升术。（d）X线片显示种植体负载4年，种植体未经夹板式连接。平台转移和易于维持口腔卫生的修复体设计有助于维持种植体边缘骨水平。（由康涅狄格州法明顿泰勒的Thomas医生提供）

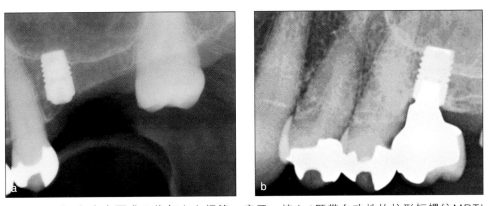

图5-5 | （a）患者要求只修复左上颌第一磨牙。植入1颗带自攻性的柱形短螺纹MRTI（OsseoSpeed），未行上颌窦底提升术。此处展示术后即刻影像学检查。未使用特殊钻破坏上颌窦底。种植体位置偏近中，以利用近中骨高度较高的位点。（b）种植体单冠修复，X线片显示种植体负载5年后。（由康涅狄格州法明顿泰勒的Thomas医生提供）

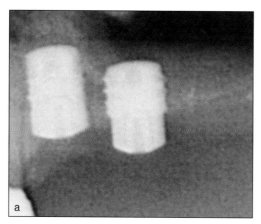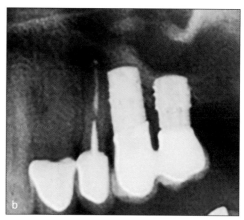

图5-6 |（a）左上颌第一磨牙位点植入7mm MRTI，第二磨牙位点植入4.5mm超短MRTI。种植体均为宽直径（5.7mm），以增加骨-种植体接触。X线片为手术当天拍摄。未使用特殊钻破坏上颌窦底。种植体位点比理想位点偏近中，以利用近中骨高度较高的位点。（b）X线片显示术后40个月，左上颌种植体联冠修复。（由意大利特雷维索雷萨纳的Luca Bertazzo医生提供）

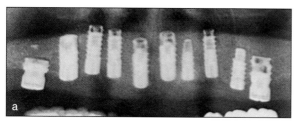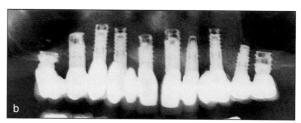

图5-7 |（a）上颌磨牙位点植入2颗超短、超宽MRTI与其他8颗标准长度种植体，计划通过二段夹板式连接种植体支持式固定修复体，共同修复牙列缺失的上颌。（b）曲面断层片显示负载11个月后2颗超短、超宽MRTI的状态。（由意大利特雷维索雷萨纳的Luca Bertazzo医生提供）

大部分研究者们推荐将短MRTI和一颗或多颗其他种植体（可能是1颗更长的种植体）夹板式连接。最后，尽管超短种植体（常为超宽MRTI）正在被研究，由于缺少长期随访数据，它们应当被认为还处于试验阶段。

致谢

作者在此衷心感谢美国康涅狄格大学牙学院的Thomas D Taylor医生，意大利博洛尼亚大学研究员Pietro Felice博士，意大利特雷维索的Luca Bertazzo医生，意大利科莫格拉维多那的Carlo Mangano医生和Francesco Mangano医生。感谢他们给予的支持并提供素材。

参考文献

[1]Sennerby L, Roos J. Surgical determinants of clinical success of osseointegrated oral implants: A review of the literature. Int J Prosthodont 1998;11:408–420.

[2]Pjetursson BE, Tan WC, Zwahlen M, Lang NP. A systematic review of the success of sinus floor elevation and survival of implants inserted in combination with sinus floor elevation. J Clin Periodontol 2008;35(8 suppl):216–240.

[3]Fan T, Li Y, Deng WW, Wu T, Zhang W. Short implants (5 to 8 mm) versus longer implants (>8 mm) with sinus lifting in atrophic posterior maxilla: A meta-analysis of RCTs. Clin Implant Dent Relat Res 2017;19:207–215.

[4]Sanz M, Donos N, Alcoforado G, et al. Therapeutic concepts and methods for improving dental implant outcomes. Summary and consensus statements. The 4th EAO Consensus Conference 2015. Clin Oral Implants Res 2015;26(suppl 11):202–206.

[5]Lemos CA, Ferro-Alves ML, Okamoto R, Mendonça MR, Pellizzer EP. Short dental implants versus standard dental implants placed in the posterior jaws: A systematic review and meta-analysis. J Dent 2016;47:8–17.

[6]Esfahrood ZR, Ahmadi L, Karami E, Asghari S. Short dental implants in the posterior maxilla: A review of the literature. J Korean Assoc Oral Maxillofac Surg 2017;43:70–76.

[7]Jain N, Gulati M, Garg M, Pathak C. Short implants: New horizon in implant dentistry. J Clin Diagn Res 2016;10: ZE14–ZE17.

[8]Thoma DS, Zeltner M, Hüsler J, Hämmerle CH, Jung RE. EAO Supplement Working Group 4 - EAO CC 2015 short implants versus sinus lifting with longer implants to restore the posterior maxilla: A systematic review. Clin Oral Implants Res 2015;26(suppl 11):154–169.

[9]Lundgren S, Cricchio G, Hallman M, Jungner M, Rasmusson L, Sennerby L. Sinus floor elevation procedures to enable implant placement and integration: Techniques, biological aspects and clinical outcomes. Periodontol 2000 2017;73:103–120.

[10]Bernard JP, Szmukler-Moncler S, Pessotto S, Vazquez L, Belser UC. The anchorage of Brånemark and ITI implants of different lengths. I. An experimental study in the canine mandible. Clin Oral Implants Res 2003;14:593–600.

[11]Tan WC, Lang NP, Zwahlen M, Pjetursson BE. A systematic review of the success of sinus floor elevation and survival of implants inserted in combination with sinus floor elevation. Part II: Transalveolar technique. J Clin Periodontol 2008;35(8 suppl):241–254.

[12]Wallace SS, Froum SJ. Effect of maxillary sinus augmentation on the survival of endosseous dental implants. A systematic review. Ann Periodontol 2003;8:328–343.

[13]Pjetursson BE, Rast C, Brägger U, Schmidlin K, Zwahlen M, Lang NP. Maxillary sinus floor elevation using the (transalveolar) osteotome technique with or without grafting material. Part I: Implant survival and patients' perception. Clin Oral Implants Res 2009;20:667–676.

[14]Tetsch J, Tetsch P, Lysek DA. Long-term results after lateral and osteotome technique sinus floor elevation: A retrospective analysis of 2190 implants over a time period of 15 years. Clin Oral Implants Res 2010;21:497–503.

[15]Summers RB. The osteotome technique: Part 3—Less invasive methods of elevating the sinus floor. Compendium 1994;15:698–700.

[16]Kim YK, Cho YS, Yun PY. Assessment of dentists' subjective satisfaction with a newly developed device for maxillary sinus membrane elevation by the crestal approach. J Periodontal Implant Sci 2013;43:308–314.

[17]Kim JM, Sohn DS, Heo JU, et al. Minimally invasive sinus augmentation using ultrasonic piezoelectric vibration and hydraulic pressure: A multicenter retrospective study. Implant Dent 2012;21:536–542.

[18]Ahn SH, Park EJ, Kim ES. Reamer-mediated transalveolar sinus floor elevation without osteotome and simultaneous implant placement in the maxillary molar area: Clinical outcomes of 391 implants in 380 patients. Clin Oral Implants Res 2012;23:866–872.

[19]Zill A, Precht C, Beck-Broichsitter B, et al. Implants inserted with graftless osteotome sinus floor elevation—A 5-year post-loading retrospective study. Eur J Oral Implantol 2016;9:277–289.

[20]Engelke W, Deckwer I. Endoscopically controlled sinus floor augmentation. A preliminary report. Clin Oral Implants Res 1997;8:527–531.

[21]Kim YK, Hwang JY, Yun PY. Relationship between prognosis of dental implants and maxillary sinusitis associated with the sinus elevation procedure. Int J Oral Maxillofac Implants 2013;28:178–183.

[22]Zijderveld SA, van den Bergh JP, Schulten EA, ten Bruggenkate CM. Anatomical and surgical findings and complications in 100 consecutive maxillary sinus floor elevation procedures. J Oral Maxillofac Surg 2008;66: 1426–1438.

[23]Kim MJ, Jung UW, Kim CS, et al. Maxillary sinus septa: Prevalence, height, location, and morphology. A reformatted computed tomography scan analysis. J Periodontol 2006;77:903–908.

[24]Neugebauer J, Ritter L, Mischkowski RA, et al. Evaluation of maxillary sinus anatomy by cone-beam CT prior to sinus floor elevation. Int J Oral Maxillofac Implants 2010; 25:258–265.

[25]Schwartz-Arad D, Herzberg R, Dolev E. The prevalence of surgical complications of the sinus graft procedure and their impact on implant survival. J Periodontol 2004;75: 511–516.

[26]Aimetti M, Massei G, Morra M, Cardesi E, Romano F. Correlation between gingival phenotype and Schneiderian membrane thickness. Int J Oral Maxillofac Implants 2008;23:1128–1132.

[27]Cho SC, Wallace SS, Froum SJ, Tarnow DP. Influence of anatomy on Schneiderian membrane perforations during sinus elevation surgery: Three-dimensional analysis. Pract Proced Aesthet Dent 2001;13:160–163.

[28]Froum SJ, Khouly I, Favero G, Cho SC. Effect of maxillary sinus membrane perforation on vital bone formation and implant survival: A retrospective study. J Periodontol

2013;84:1094–1099.

[29] Tarnow DP, Wallace SS, Froum SJ, Rohrer MD, Cho SC. Histologic and clinical comparison of bilateral sinus floor elevations with and without barrier membrane placement in 12 patients: Part 3 of an ongoing prospective study. Int J Periodontics Restorative Dent 2000;20:117–125.

[30] Testori T, Wallace SS, Del Fabbro M, et al. Repair of large sinus membrane perforations using stabilized collagen barrier membranes: Surgical techniques with histologic and radiographic evidence of success. Int J Periodontics Restorative Dent 2008;28:9–17.

[31] Kim JM, Sohn DS, Bae MS, Moon JW, Lee JH, Park IS. Flapless transcrestal sinus augmentation using hydrodynamic piezoelectric internal sinus elevation with autologous concentrated growth factors alone. Implant Dent 2014;23: 168–174.

[32] Taschieri S, Del Fabbro M. Postextraction osteotome sinus floor elevation technique using plasma-rich growth factors. Implant Dent 2011;20:418–424.

[33] Del Fabbro M, Corbella S, Ceresoli V, Ceci C, Taschieri S. Plasma rich in growth factors improves patients' postoperative quality of life in maxillary sinus floor augmentation: Preliminary results of a randomized clinical study. Clin Implant Dent Relat Res 2015;17:708–716.

[34] Rosano G, Taschieri S, Gaudy JF, Weinstein T, Del Fabbro M. Maxillary sinus vascular anatomy and its relation to sinus lift surgery. Clin Oral Implants Res 2011;22: 711–715.

[35] Woo I, Le BT. Maxillary sinus floor elevation: Review of anatomy and two techniques. Implant Dent 2004;13: 28–32.

[36] Katranji A, Fotek P, Wang HL. Sinus augmentation complications: Etiology and treatment. Implant Dent 2008;17: 339–349.

[37] Davó R, Malevez C, Rojas J, Rodríguez J, Regolf J. Clinical outcome of 42 patients treated with 81 immediately loaded zygomatic implants: A 12- to 42-month retrospective study. Eur J Oral Implantol 2008;9(suppl 1):141–150.

[38] Bedrossian E. Rehabilitation of the edentulous maxilla with the zygoma concept: A 7-year prospective study. Int J Oral Maxillofac Implants 2010;25:1213–1221.

[39] Jemt T, Lekholm U. Implant treatment in edentulous maxillae: A 5-year follow-up report on patients with different degrees of jaw resorption. Int J Oral Maxillofac Implants 1995;10:303–311.

[40] Hagi D, Deporter DA, Pilliar RM, Arenovich T. A targeted review of study outcomes with short (< or = 7 mm) endosseous dental implants placed in partially edentulous patients. J Periodontol 2004;75:798–804.

[41] Renouard F, Nisand D. Short implants in the severely resorbed maxilla: A 2-year retrospective clinical study. Clin Implant Dent Relat Res 2005;7(suppl 1):S104–S110.

[42] Smeets R, Stadlinger B, Schwarz F, et al. Impact of dental implant surface modifications on osseointegration. Biomed Res Int 2016;2016:6285620.

[43] Kennedy KS, Jones EM, Kim DG, McGlumphy EA, Clelland NL. A prospective clinical study to evaluate early success of short implants. Int J Oral Maxillofac Implants 2013;28:170–177.

[44] Felice P, Checchi L, Barausse C, et al. Posterior jaws rehabilitated with partial prostheses supported by 4.0 × 4.0 mm or by longer implants: One-year post-loading results from a multicenter randomised controlled trial. Eur J Oral Implantol 2016;9:35–45.

[45] Srinivasan M, Vazquez L, Rieder P, Moraguez O, Bernard JP, Belser UC. Survival rates of short (6 mm) micro-rough surface implants: A review of literature and meta-analysis. Clin Oral Implants Res 2014;25:539–545.

[46] Menchero-Cantalejo E, Barona-Dorado C, Cantero-Álvarez M, Fernández-Cáliz F, Martínez-González JM. Meta-analysis on the survival of short implants. Med Oral Patol Oral Cir Bucal 2011;16:e546–e551.

[47] Telleman G, Raghoebar GM, Vissink A, den Hartog L, Huddleston Slater JJ, Meijer HJ. A systematic review of the prognosis of short (<10 mm) dental implants placed in the partially edentulous patient. J Clin Periodontol 2011;38: 667–676.

[48] Karthikeyan I, Desai SR, Singh R. Short implants: A systematic review. J Indian Soc Periodontol 2012;16: 302–312.

[49] Neldam CA, Pinholt EM. State of the art of short dental implants: A systematic review of the literature. Clin Implant Dent Relat Res 2012;14:622–632.

[50] Renouard F, Nisand D. Impact of implant length and diameter on survival rates. Clin Oral Implants Res 2006;17(suppl 2):35–51.

[51] Schincaglia GP, Thoma DS, Haas R, et al. Randomized controlled multicenter study comparing short dental implants (6 mm) versus longer dental implants (11-15 mm) in combination with sinus floor elevation procedures. Part 2: Clinical and radiographic outcomes at 1 year of loading. J Clin Periodontol 2015;42:1042–1051.

[52] Thoma DS, Cha JK, Jung UW. Treatment concepts for the posterior maxilla and mandible: Short implants versus long implants in augmented bone. J Periodontal Implant Sci 2017;47:2–12.

[53] Kopecka D, Simunek A, Brazda T, Rota M, Slezak R, Capek L. Relationship between subsinus bone height and bone volume requirements for dental implants: A human radiographic study. Int J Oral Maxillofac Implants 2012;27: 48–54.

[54] Deporter D, Ogiso B, Sohn DS, Ruljancich K, Pharoah M. Ultrashort sintered porous-surfaced dental implants used to replace posterior teeth. J Periodontol 2008;79: 1280–1286.

[55] Felice P, Checchi V, Pistilli R, Scarano A, Pellegrino G, Esposito M. Bone augmentation versus 5-mm dental implants in posterior atrophic jaws. Four-month post-loading results from a randomised controlled clinical trial. Eur J Oral Implantol 2009;2:267–281.

[56] Felice P, Soardi E, Pellegrino G, et al. Treatment of the atrophic edentulous maxilla: Short implants versus bone augmentation for placing longer implants. Five-month post-loading results of a pilot randomised controlled trial. Eur J Oral Implantol 2011;4:191–202.

[57] Esposito M, Zucchelli G, Barausse C, Pistilli R, Trullenque-Eriksson A, Felice P. Four mm-long versus longer implants

in augmented bone in atrophic posterior jaws: 4-month post-loading results from a multicentre randomised controlled trial. Eur J Oral Implantol 2016;9:393–409.

[58]Rossi F, Botticelli D, Cesaretti G, De Santis E, Storelli S, Lang NP. Use of short implants (6 mm) in a single-tooth replacement: A 5-year follow-up prospective randomized controlled multicenter clinical study. Clin Oral Implants Res 2016;27:458–464.

[59]Guljé F, Abrahamsson I, Chen S, Stanford C, Zadeh H, Palmer R. Implants of 6 mm vs. 11 mm lengths in the posterior maxilla and mandible: A 1-year multicenter randomized controlled trial. Clin Oral Implants Res 2013;24:1325–1331.

[60]Guljé FL, Raghoebar GM, Erkens WA, Meijer HJ. Impact of crown-implant ratio of single restorations supported by 6-mm implants: A short-term case series study. Int J Oral Maxillofac Implants 2016;31:672–675.

[61]Romeo E, Storelli S, Casano G, Scanferla M, Botticelli D. Six-mm versus 10-mm long implants in the rehabilitation of posterior edentulous jaws: A 5-year follow-up of a randomised controlled trial. Eur J Oral Implantol 2014;7:371–381.

[62]Quaranta A, Piemontese M, Rappelli G, Sammartino G, Procaccini M. Technical and biological complications related to crown to implant ratio: A systematic review. Implant Dent 2014;23:180–187.

[63]Anitua E, Piñas L, Orive G. Retrospective study of short and extra-short implants placed in posterior regions: Influence of crown-to-implant ratio on marginal bone loss. Clin Implant Dent Relat Res 2015;17:102–110.

[64]Birdi H, Schulte J, Kovacs A, Weed M, Chuang SK. Crown-to-implant ratios of short-length implants. J Oral Implantol 2010;36:425–433.

[65]Garaicoa-Pazmiño C, Suárez-López del Amo F, Monje A, et al. Influence of crown/implant ratio on marginal bone loss: A systematic review. J Periodontol 2014;85:1214–1221.

[66]Sahrmann P, Schoen P, Naenni N, Jung R, Attin T, Schmidlin PR. Peri-implant bone density around implants of different lengths: A 3-year follow-up of a randomized clinical trial. J Clin Periodontol 2017;44:762–768.

[67]Malchiodi L, Cucchi A, Ghensi P, Consonni D, Nocini PF. Influence of crown-implant ratio on implant success rates and crestal bone levels: A 36-month follow-up prospective study. Clin Oral Implants Res 2014;25:240–251.

[68]Anitua E, Alkhraist MH, Piñas L, Begoña L, Orive G. Implant survival and crestal bone loss around extra-short implants supporting a fixed denture: The effect of crown height space, crown-to-implant ratio, and offset placement of the prosthesis. Int J Oral Maxillofac Implants 2014;29:682–689.

[69]Mertens C, Meyer-Bäumer A, Kappel H, Hoffmann J, Steveling HG. Use of 8-mm and 9-mm implants in atrophic alveolar ridges: 10-year results. Int J Oral Maxillofac Implants 2012;27:1501–1508.

[70]Kotsovilis S, Fourmousis I, Karoussis IK, Bamia C. A systematic review and meta-analysis on the effect of implant length on the survival of rough-surface dental implants. J Periodontol 2009;80:1700–1718.

[71]Javed F, Romanos GE. Role of implant diameter on long-term survival of dental implants placed in posterior maxilla: A systematic review. Clin Oral Investig 2015;19:1–10.

[72]Guichet DL, Yoshinobu D, Caputo AA. Effect of splinting and interproximal contact tightness on load transfer by implant restorations. J Prosthet Dent 2002;87:528–535.

[73]Toniollo MB, Macedo AP, Rodrigues RC, Ribeiro RF, de Mattos MG. A three-dimensional finite element analysis of the stress distribution generated by splinted and nonsplinted prostheses in the rehabilitation of various bony ridges with regular or short morse taper implants. Int J Oral Maxillofac Implants 2017;32:372–376.

[74]Toniollo MB, Macedo AP, Rodrigues RC, Ribeiro RF, de Mattos Mda G. Three-dimensional finite element analysis of stress distribution on different bony ridges with different lengths of Morse taper implants and prosthesis dimensions. J Craniofac Surg 2012;23:1888–1892.

[75]Misch CE, Steignga J, Barboza E, Misch-Dietsh F, Cianciola LJ, Kazor C. Short dental implants in posterior partial edentulism: A multicenter retrospective 6-year case series study. J Periodontol 2006;77:1340–1347.

[76]Mendonça JA, Francischone CE, Senna PM, Matos de Oliveira AE, Sotto-Maior BS. A retrospective evaluation of the survival rates of splinted and non-splinted short dental implants in posterior partially edentulous jaws. J Periodontol 2014;85:787–794.

[77]Serino G, Ström C. Peri-implantitis in partially edentulous patients: Association with inadequate plaque control. Clin Oral Implants Res 2009;20:169–174.

[78]Guljé FL, Raghoebar GM, Vissink A, Meijer HJ. Single crowns in the resorbed posterior maxilla supported by either 6-mm implants or by 11-mm implants combined with sinus floor elevation surgery: A 1-year randomised controlled trial. Eur J Oral Implantol 2014;7:247–255.

[79]Lai HC, Si MS, Zhuang LF, Shen H, Liu YL, Wismeijer D. Long-term outcomes of short dental implants supporting single crowns in posterior region: A clinical retrospective study of 5-10 years. Clin Oral Implants Res 2013;24:230–237.

[80]Lekholm U, Zarb GA. Patient selection and preparation. In: Brånemark PI, Zarb GA, Albrektsson T (eds). Tissue-Integrated Prostheses: Osseointegration in Clinical Dentistry. Chicago: Quintessence, 1985:199–209.

[81]Bain CA, Moy PK. The association between the failure of dental implants and cigarette smoking. Int J Oral Maxillofac Implants 1993;8:609–615.

6 | 螺纹种植体在萎缩下颌后牙区的应用

Threaded Implants in the Atrophic Posterior Mandible

Pietro Felice, MD, DDS, PhD

Roberto Pistilli, MD

Carlo Barausse, DDS

下颌后牙区牙列缺损，尤其是磨牙和前磨牙的早期缺失，是常见的临床问题。这类患者可以使用活动义齿修复缺损，但这种解决方案可能无法保证最理想的功能恢复，并且常常会因为舒适度不佳或心理方面的原因被患者拒绝。此外，义齿相关的菌斑堆积会进一步导致余留牙的龋坏和牙周损伤，不良的义齿设计也会导致余留牙的松动甚至脱落。考虑到这些因素和种植体支持式固定修复成功的长期临床效果，种植体支持式固定修复成为下颌后牙区牙列缺损后医生和患者的共同选择。由于最初机械加工光滑表面螺纹种植体（Brånemark-type，Nobel Biocare）的限制，很多医生仍认为下颌后牙区使用更长的种植体（≥10mm）才能保证可预期的治疗效果[1]。然而，如果缺牙时间过长或拔牙创伤过大（导致了严重的骨丧失），剩余骨量可能不足以容纳标准长度种植体[2]。骨缺损可能是垂直向、水平向或两者兼有（图6-1）。

本章重点介绍了不同制造商的中度粗糙表面短和超短螺纹种植体（MRTI）在下颌后牙区垂直向骨严重萎缩但是颊舌向骨宽度足够（Seibert Ⅱ型）的位点的应用。内容聚焦使用短种植体和超短种植体替代垂直骨增量的指南、临床适应证、优势和劣势。

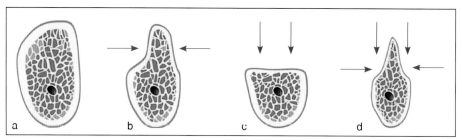

图6-1 | Seibert牙槽嵴萎缩程度分类[3]。（a）正常。（b）Ⅰ型，水平向吸收。（c）Ⅱ型，垂直向吸收。（d）Ⅲ型，水平向和垂直向吸收。

垂直牙槽嵴增量的局限

很多手术治疗方法可以处理下颌后牙区严重的垂直骨吸收，但这些方法大多创伤大、风险高、治疗时间长、费用高[2]。现有的技术包括垂直向牵张成骨、Onlay植骨、垂直向引导骨再生（vGBR）和Inlay植骨[4-7]（图6-2）。

牙槽嵴牵张成骨可以避免另外开辟供区取骨，如果实施得当，可以得到垂直向的骨和软组织再生。然而在下颌后牙区，此技术易于发生多种并发症，甚至导致部分或完全种植失败。在下颌后牙区，口底肌肉群的持续牵拉和其他功能性的干扰都会影响到治疗结果。自体Onlay植骨需要另外开辟供区，增加并发症[8]。此外，骨块即使移植成功，在术后和长期也很容易吸收并发生形态改变[9]。vGBR的并发症主要是膜暴露和移植材料感染，因为难以得到无张力的软组织初期愈合，或因为患者依从性低，无法遵守严格的术后医嘱[10]。颗粒状植骨材料的重建和吸收也可能导致vGBR的长期垂直骨丧失。Inlay植骨术可用于下颌后牙区，具有良好的移植材料稳定性，但是会发生软组织裂开的并发症，并且技术敏感性高[7]。总的来说，这些技术都需要很高的外科技术和谨慎的患者选择，有较多的并发症、较长的修复时间、很高的生物和经济成本。迄今为止，尚未发现最优的骨增量技术[2]。

考虑到现有的垂直骨增量技术的限制因素和劣势，在下颌后牙区使用短种植体或超短种植体显然是可取的治疗手段。短种植体已经成为萎缩的下颌后牙区骨增量手术的替代方法，也是垂直骨增量失败、较长的种植体由于周围炎或严重骨丧失失败后的解决方案。对于后面一种情况，尽量利用患者的剩余骨，可以加快补救性的重建治疗程序，让患者更容易接受。就像所有种植手术程序一样，短种植体或超短种植体的使用具有挑战性且依赖于术者，不应被轻视。

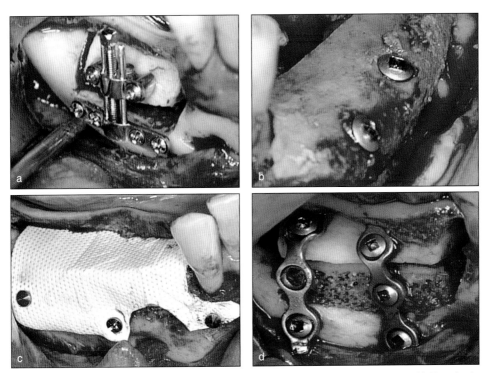

图6-2 | 萎缩的下颌后牙区中4种主要骨增量方法：（a）牵张成骨。（b）Onlay植骨。（c）vGBR。（d）Inlay植骨。

短种植体

短种植体或超短种植体分类的依据是其骨内长度（designed intrabony length, DIL）而非实际长度[11]。DIL<6mm的种植体为超短种植体，DIL为6~8mm的为短种植体，DIL>8mm则为标准长度种植体[12]（图6-3和图6-4）。图6-5展示了一例使用4mm×4mm MRTI的病例。

越来越多的医生认为，吸收的下颌后牙区原生骨中使用短种植体或超短种植体是合适，甚至是优选的[13-15]。临床研究者也提供了支持的证据，他们进行了随机对照试验，比较在吸收的下颌后牙区，原生骨中植入短种植体和垂直骨增量后植入标准长度种植体。在随访时间最长（负载5年后）的一篇研究中，研究者比较了6.6mm CaP纳米涂层的内六角连接（NanoTite External Hex）MRTI（Biomet 3i）和使用异种或无机块状植骨材料进行垂直骨增量后植入≥9.6mm的种植体[16]（图6-6）。根据术前CT影像，纳入患者的剩余骨高度最少需要7~8mm，颊舌向骨宽度最少需要5.5mm。共纳入了60名受试者（每组30人），每名受试者植入1~3颗种植体。5年的随访结果是令人满意的，两组结果相似，但是短种植体存在中度的骨吸收（平均

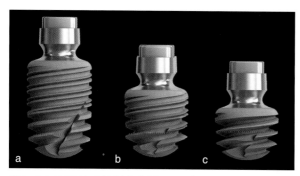

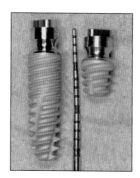

图6-3 | 不同尺寸的骨内根形MRTI（Global D）。种植体具有缩窄的、带凹面的、机械加工光滑表面颈部形态。（a）标准长度种植体（8.5mm）。（b）短种植体（6mm）。（c）超短种植体（4mm）。

图6-4 | 喷砂酸蚀表面标准长度螺纹种植体（13mm）和超短种植体（4mm）（Global D）。

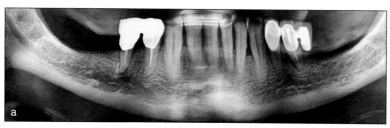

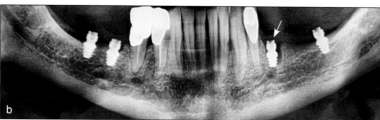

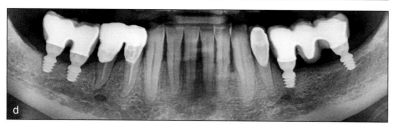

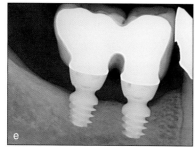

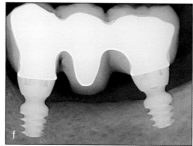

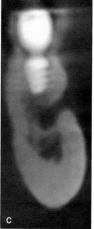

图6-5 | （a）患者要求对双侧吸收的下颌后牙区进行种植体支持式固定修复，患者左下颌第二前磨牙无法保留，拟拔除。（b）植入4颗4mm×4mm超短MRTI，左下颌第二前磨牙即刻种植（箭头）。（c）CBCT显示种植体根方接近但是避开了下颌神经管。颊舌侧牙槽骨爬行长入了种植体颈部的凹面内。（d）种植体夹板式连接负载1年后影像学检查。颊舌侧牙槽骨爬行长入了种植体颈部的凹面内。（e）右2颗种植体负载2年后影像学检查。种植体周围骨密度增加。（f）左侧2颗种植体负载2年后影像学检查。种植体周围骨密度增加。牙槽骨爬行长入了种植体颈部的凹面内。

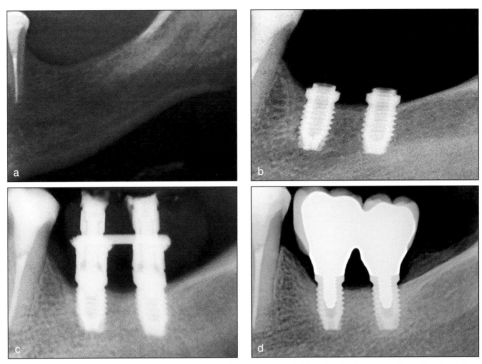

图6-6｜（a）术前曲面断层片显示患者下颌后牙区无法植入标准长度种植体。（b）植入2颗6.6mm×4mm CaP纳米涂层柱形MRTI（Biomet 3i），潜入式愈合4个月。（c）再次手术时，短种植体首先戴临时修复体4个月，再换上最终修复体。（d）患者戴上最终金属烤瓷联冠修复体7年后影像学检查。2颗种植体间骨密度增加。

1.49mm，达种植体长度的22.6%），这可能与传统的种植体肩台和颈部设计有关。植骨后植入较长的种植体有较多的骨吸收和更多的术后并发症，这都证明，在这样的临床情景下，短种植体是合适的选择。然而研究者指出，还需要更长期的随访（例如10年）才能大量推广短种植体的临床使用。

同一组研究者[17]又进行了相似研究，他们在吸收的下颌后牙区使用了5mm×5mm CaP纳米涂层、小锥度超短MRTI（MegaGen）（图6-7），和使用异种骨块移植后植入具有相同的10mm×5mm CaP纳米涂层MRTI进行比较。研究者再次得出结论，短种植体可以和骨增量后植入较长的种植体达到同样的结果，且短种植体的并发症更少。CaP纳米涂层是超短种植体取得成功的重要因素，同时，平台转移的种植体设计、增宽的直径也显著减少了种植体边缘骨所受的应力和相应的骨吸收[18]。

近期的系统评估也支持短种植体和超短种植体在下颌后牙区的使用，系统评估结果显

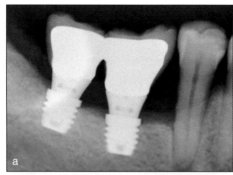

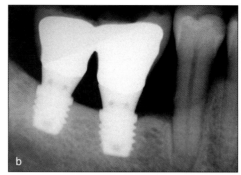

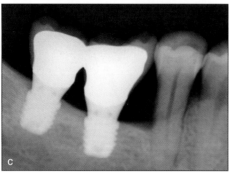

图6-7 | （a）患者右下颌后牙区使用5mm×5mm CaP纳米涂层MRTI（MegaGen）修复。注意修复平面为平台转移设计。图示患者戴临时修复体负载4个月后，戴最终金属烤瓷联冠修复体的影像学检查。（b）修复体负载3年后影像学检查。注意种植体周围骨密度增加，存在极少嵴顶骨吸收。（c）修复体负载5年后影像学检查。种植体周围骨密度进一步增加，嵴顶骨水平稳定。

示，在1~5年的随访时间内，短种植体与骨增量后使用较长的种植体的成功率相似（分别为96.24% VS 95.09%）。两者的修复体失败率无显著差异，但是垂直骨增量手术患者发生了更多术中和术后并发症[15]。

超短螺纹种植体

5mm MRTI可以成功地用于萎缩的下颌后牙区，目前正在努力明确的问题是多短的种植体是可行的。如前所述，5mm×5mm CaP纳米涂层、平台转移的MRTI可以广泛使用。相似的6mm直径种植体（MegaGen）在吸收的下颌

后牙区也具有良好的留存率[19]。但是，大部分吸收的下颌后牙位点颊舌向牙槽骨宽度不足，无法容纳宽颈种植体同时保留2mm厚的颊侧骨壁[20]。另外，当神经管以上可用骨高度只有5mm时，无法使用5mm种植体。因此，我们需要厂家在不增加直径的前提下生产长度更短的种植体。在我们的临床试验（早期结果已经投稿）中，使用了没有4mm×4mm CaP纳米涂层的穿龈锥形超短MRTI（Twin-Kon Universal SA2 implants，Global D）[21]（图6-8~图6-10）。在高度吸收的下颌后牙区的原生的基骨中，带自攻性的种植体可以得到较高的初期稳定性（迄今为止测量了80%的病例）。在其中一项研究

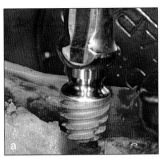 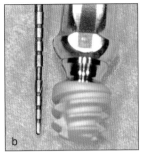 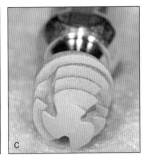 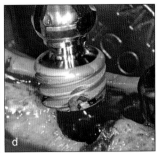

图6-8 ｜ 长4mm，直径4mm（a~c）和4.5mm（d）MRTI（Global D）。注意种植体缩窄、带凹面的机械加工颈部。

图6-9 ｜ 下颌后牙区，剩余骨高度为5mm的位点植入2颗4mm×4mm锥形MRTI（Global D），剩余骨高度为6mm的位点植入2颗5mm×5mm种植体。使用二单位联冠修复体完成上部修复。注意颏神经孔（箭头）位于4mm×4mm种植体的根方。图示种植体负载3年后影像学检查。嵴顶骨水平令人满意。

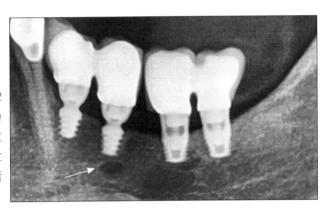

图6-10 ｜（a）术前CBCT显示患者神经管上方余留骨高度不足。（b）术前CBCT显示患者神经管上方余留骨高度约5mm。（c）种植位点颊舌向宽度足够植入4mm直径种植体。（d）一期手术植入4颗4mm×4mm种植体。

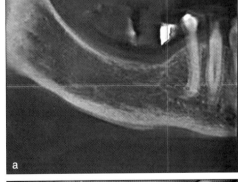 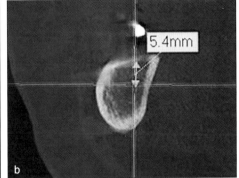

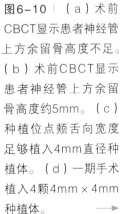 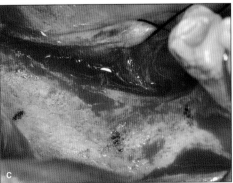 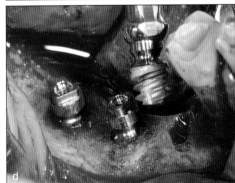

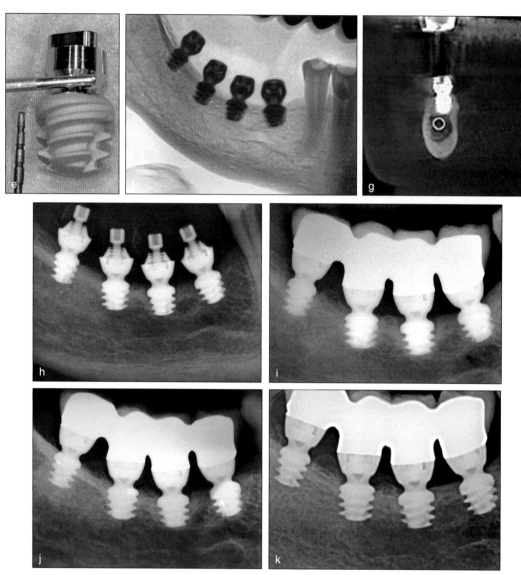

图6-10（续）|（e）4mm×4mm带自攻性的螺纹MRTI（Global D）。（f）术后影像学检查显示种植体未知。（g）术后CBCT显示种植体根方邻近神经管（圆圈）但保持了安全距离。（h）临时冠负载4个月后影像学检查。（i）最终金属烤瓷联冠固定修复体负载1年后影像学检查。嵴顶骨爬行长入种植体颈部。（j）负载3年后影像学检查。嵴顶和种植体周围骨密度增高。（k）负载5年后影像学检查。嵴顶骨水平令人满意。对颌使用牙支持式烤瓷冠固定修复体。

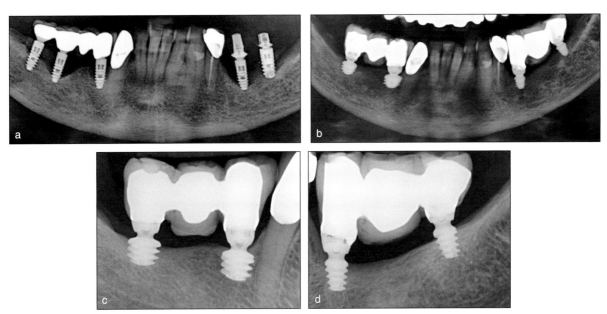

图6-11 | （a）患者曾行垂直骨增量后植入标准长度螺纹种植体和固定修复体。之后植骨区吸收导致种植失败。（b）患者右下颌后牙区重新植入2颗4mm×4.5mm带自攻性的MRTI，左下颌后牙区植入2颗4mm×4mm带自攻性的MRTI（Global D）。取出图a中所示失败的种植体后，患者要求不再进行骨增量手术，种植失败位点愈合4个月。图示治疗完成后1年的影像学检查。（c）右侧修复体负载4年后影像学检查。（d）左侧修复体负载4年后影像学检查。

中，作者比较了上述超短MRTI和Inlay植骨后植入的10mm或更长的种植体（40名患者）。结果显示，两种治疗方法同样有效，4mm超短种植体的并发症明显更少（2例，对照组9例）。研究中使用的种植体都有凹陷的机械加工光滑表面颈部设计。这种设计与挤压固位种植体的水平平台设计（参见第8章）相似，缩窄的颈部不仅可以维持牙槽骨，还有助于骨长入。Global D种植体（图6-10i、j）也有相似的结果。这种4mm×4mm带自攻性的超短MRTI也可用于垂直骨增量失败的位点（图6-11和图6-12）。

短MRTI和超短MRTI临床效果影响的因素

吸收的下颌后牙区中，短种植体和超短种植体临床效果（如种植体周围骨吸收或种植失败）的影响因素包括过高的C/I比、种植体周围骨量和周围软组织生物型。

C/I比

过去医生认为，高C/I比（不合适的C/I比）的短种植体的长期临床效果不如低C/I的标准长度种植体，因此，将短种植体的使用排除在外

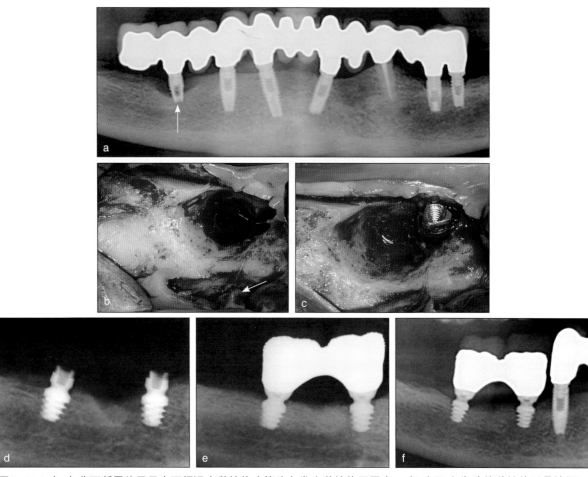

图6-12 |（a）曲面断层片显示右下颌远中种植体（箭头）发生种植体周围炎。（b）取出失败的种植体后骨缺损严重，神经管暴露（箭头）。（c）即刻植入4mm×4mm带自攻性的种植体，远中植入第2颗相同的超短种植体。未修复骨缺损。（d）术后影像学检查显示2颗4mm超短种植体的位置。（e）新的二单位联冠修复体负载1年后影像学检查。（f）右下颌2颗超短种植体支持的修复体负载2年后的影像学检查。

（图6-13）。高C/I比会增加种植体周围骨的应力集中，导致骨吸收甚至种植失败，是种植治疗的不利因素。近期的科学证据让研究者们开始挑战并改变这种观点。Rokni等[22]报告了74名患者的短种植体负载4年后的数据，使用的短种植体均为挤压固位型，平均C/I比为1.5，78.9%的种植体C/I比为1.1~2。该研究结论是高C/I比不会导致骨吸收。该组研究者也发现标准长度种植体（9mm或12mm）比短种植体或超短种植体（5mm或7mm）有显著更多的种植体周围骨吸收（>0.2mm）。其他研究也报告，对于机械加工光滑表面或中度粗糙表面螺纹种植体，周围骨吸收和C/I比具有相反关系[23-24]。Urdaneta等[25]报告，对于压力成型的平台根形种植体

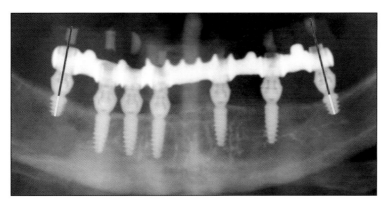

图6-13 | 在骨吸收的下颌后牙区植入2颗4mm超短种植体的固定修复实例。最远中的基台具有可能被认为不适合的C/I比：右侧的4mm种植体C/I比约为3.4，左侧为3.7。图中所有种植体在48小时内负重，图示为负重时的影像学检查。

（平均C/I比为1.6），C/I比对骨吸收、种植失败、修复体失败或冠折断均无影响。一项近期的研究报告，相比于较长的种植体（10mm），短种植体（6mm）周围骨密度和矿化程度更高[26]。这种对咬合力的适应性作用说明短种植体可以有效地传递应力。但是临床上仍需谨慎，因为C/I比可能会有严格的上限，否则将带来问题。就作者经验而言，C/I比高的MRTI可以很好地使用（图6-10和图6-12）。但是需要注意，相比标准长度种植体，1~2mm的嵴顶骨吸收对超短种植体长期预后的影响更明显。比如，4mm种植体周围骨吸收1mm，就意味着丧失了25%的种植体周围骨高度。

种植体周围骨量

无论何种长度和直径，种植体所受的应力都集中在牙槽嵴顶区域，因此种植位点预备后剩余的颊侧嵴顶皮质骨厚度非常重要[27]。为了将颊侧皮质骨吸收的风险最小化，应保证种植体植入后颊侧皮质骨厚度≥2mm[20]。如果需要使用直径5mm的超短种植体，术前颊舌向剩余骨宽度至少应为8mm。骨宽度不足时需要植骨来避免并发症，除非该位点可以使用4mm直径种植体（表6-1）。

种植体周围软组织生物型

在需要使用短种植体或超短种植体的位点，皮质骨表面覆盖厚龈生物型的角化龈非常重要。Linkevicius[28]报告，种植体周围应保留至少2mm厚的角化龈来减少周围骨吸收。同时，厚层的角化龈有利于患者舒适地进行家庭口腔清洁维护，减少菌斑导致的种植体周围炎症和

表6-1 | 下颌后牙区不同萎缩程度使用短种植体的临床指南

神经管上方余留骨高度	治疗方案
7mm	6mm短种植体
6mm	5mm短种植体
5mm	4mm超短种植体
4mm	Inlay植骨术
< 4mm	GBR

骨吸收[29]。理想情况下，如果角化龈不足，需要在种植体植入前进行软组织移植。

患者选择与治疗方法推荐指南

在萎缩的下颌后牙区，只要剩余骨高度达到5mm，就可以使用短种植体和超短种植体，下颌神经管上方应预留1mm的安全区以避免窝洞预备和种植体植入过程中损伤重要结构。考虑到可能要设计成过长的修复体，以及为了保证良好的口腔清洁而进行修复体外形的特殊设计，患者美学要求较高时应避免使用短种植体。术前CBCT扫描对于降低术中风险是必要的。不使用阻滞麻醉，仅使用骨膜下局部浸润麻醉可以避免突发的神经损伤。短种植体和超短种植体的成功使用还需要控制如下因素：

· 种植窝洞预备的尺寸稍小。

· 种植体植入过程先使用种植机，最后使用手动扳手完成植入，以确保足够的初期稳定性（理想情况≥35Ncm）。

· 潜入式愈合，愈合时间≥4个月。

· 愈合期间避免使用可摘式临时修复体。

· 使用4个月夹板式连接的丙烯酸过渡修复体，有助于种植体的逐步负载。

· 考虑到种植体需要夹板式连接，至少使用2颗超短MRTI。

· 推荐螺丝固位修复体，减少种植体周围龈沟中的粘接剂残留，避免因此形成种植体周围炎并导致周围骨吸收的风险。

· 修复体设计应便于口腔卫生维护（图6-14）。

· 适当调整修复体，使轴向咬合力分布平行于种植体长轴，同时适应患者的个体特征。而考虑到修复体的咬合，应该制作为一个平衡的组牙引导来确保非常平缓的动态移动。

结论

对于垂直骨高度严重不足的下颌后牙区，种植体支持式固定修复有两种方案：骨重建或再生后植入标准长度种植体或在患者剩余的天然骨中使用短种植体和超短种植体。治疗方法的选择应综合考虑：

· 手术时长。

· 手术费用。

· 手术创伤。

· 术后并发症。

· 预期的长期留存率。

基于文献回顾和作者经验，下颌后牙区在垂直骨高度≥5mm的情况下，可以使用4mm种植体。如果剩余骨高度仅有4mm，最好使用Inlay植骨技术，也可以尝试GBR。

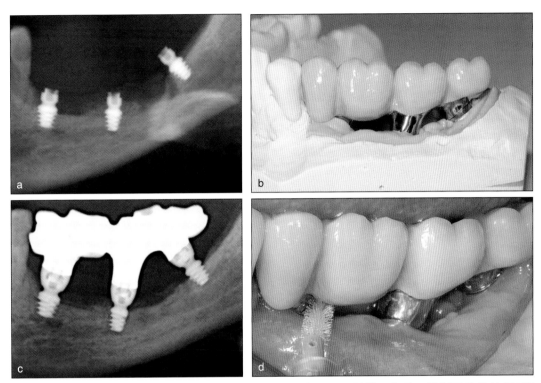

图6-14 | （a）患者的治疗初步开始于垂直骨增量手术。因为骨增量失败，计划更改为使用3颗4mm×4mm带自攻性的超短MRTI。（b）石膏模型上的最终修复体。注意下方金属结构的精确设计和抛光，以避免菌斑堆积。（由意大利米兰的Fabio Colombelli医生提供）（c）影像学检查显示修复体就位。（d）最终修复体的设计有利于口腔健康的维护。

本章回顾了不同的短种植体和超短种植体设计，每种设计对种植体的成功使用都有重要作用，包括：

· 缩窄的、具有凹面的颈部设计。

· 平台转移以缓解嵴顶骨应力。

· CaP纳米涂层以增加骨−种植体表面接触。

· 带自攻性的种植体。

· 锥形种植体。

在确保下颌后牙区安全地使用短MRTI和超短MRTI之前，还需要更多研究来确认这些因素的作用大小、种植体的宏观形态（如螺纹设计），和这些因素对标准长度MRTI的影响是否有差异。

参考文献

[1]van Steenberghe D, Lekholm U, Bolender C, et al. Applicability of osseointegrated oral implants in the rehabilitation of partial edentulism: A prospective multicenter study on 558 fixtures. Int J Oral Maxillofac Implants 1990;5:272–281.

[2]Esposito M, Grusovin MG, Felice P, Karatzopoulos G, Worthington HV, Coulthard P. The efficacy of horizontal and vertical bone augmentation procedures for dental implants—A Cochrane systematic review. Eur J Oral Implantol 2009;2:167–184.

[3]Seibert JS. Reconstruction of deformed, partially edentulous ridges, using full thickness onlay grafts. Part I. Technique and wound healing. Compend Contin Educ Dent 1983;4:437–453.

[4]Felice P, Lizio G, Checchi L. Alveolar distraction osteogenesis in posterior atrophic mandible: A case report on a new technical approach. Implant Dent 2013;22:332–338.

[5]Felice P, Pistilli R, Lizio G, Pellegrino G, Nisii A, Marchetti C. Inlay versus onlay iliac bone grafting in atrophic posterior mandible: A prospective controlled clinical trial for the comparison of two techniques. Clin Implant Dent Relat Res 2009;11(suppl 1):e69–e82.

[6]Simion M, Jovanovic SA, Tinti C, Benfenati SP. Long-term evaluation of osseointegrated implants inserted at the time or after vertical ridge augmentation. A retrospective study on 123 implants with 1-5 year follow-up. Clin Oral Implants Res 2001;12:35–45.

[7]Felice P, Barausse C, Barone A, et al. Interpositional augmentation technique in the treatment of posterior mandibular atrophies: A retrospective study comparing 129 autogenous and heterologous bone blocks with 2 to 7 years follow-up. Int J Periodontics Restorative Dent 2017;37: 469–480.

[8]Chiapasco M, Casentini P, Zaniboni M. Bone augmentation procedures in implant dentistry. Int J Oral Maxillofac Implants 2009;24(suppl):237–259.

[9]De Bruyn H, Bouvry P, Collaert B, De Clercq C, Persson GR, Cosyn J. Long-term clinical, microbiological, and radiographic outcomes of Brånemark implants installed in augmented maxillary bone for fixed full-arch rehabilitation. Clin Implant Dent Relat Res 2013;15:73–82.

[10]Fontana F, Maschera E, Rocchietta I, Simion M. Clinical classification of complications in guided bone regeneration procedures by means of a nonresorbable membrane. Int J Periodontics Restorative Dent 2011;31:265–273.

[11]Renouard F, Nisand D. Impact of implant length and diameter on survival rates. Clin Oral Implants Res 2006;17(suppl 2):35–51.

[12]Neugebauer J, Nickenig HJ, Zöller JE; Department of Cranio-maxillofacial and Plastic Surgery and Interdisciplinary Department for Oral Surgery and Implantology; Centre for Dentistry and Oral and Maxillofacial Surgery. Update on short, angulated and diameter-reduced implants. Presented at the 11th European Consensus Conference, Cologne, 6 Feb 2016.

[13]Deporter D, Ogiso B, Sohn DS, Ruljancich K, Pharoah M. Ultrashort sintered porous-surfaced dental implants used to replace posterior teeth. J Periodontol 2008;79: 1280–1286.

[14]Deporter DA, Kermalli J, Todescan R, Atenafu E. Performance of sintered, porous-surfaced, press-fit implants after 10 years of function in the partially edentulous posterior mandible. Int J Periodontics Restorative Dent 2012; 32:563–570.

[15]Nisand D, Picard N, Rocchietta I. Short implants compared to implants in vertically augmented bone: A systematic review. Clin Oral Implants Res 2015;26(suppl 11): 170–179.

[16]Felice P, Cannizzaro G, Barausse C, Pistilli R, Esposito M. Short implants versus longer implants in vertically augmented posterior mandibles: A randomised controlled trial with 5-year after loading follow-up. Eur J Oral Implantol 2014;7:359–369.

[17]Pistilli R, Felice P, Piattelli M, et al. Posterior atrophic jaws rehabilitated with prostheses supported by 5×5 mm implants with a novel nanostructured calcium-incorporated titanium surface or by longer implants in augmented bone. One-year results from a randomised controlled trial. Eur J Oral Implantol 2013;6:343–357.

[18]Tabata LF, Rocha EP, Barão VA, Assunção WG. Platform switching: Biomechanical evaluation using three-dimensional finite element analysis. Int J Oral Maxillofac Implants 2011;26:482–491.

[19]Esposito M, Pistilli R, Barausse C, Felice P. Three-year results from a randomised controlled trial comparing prostheses supported by 5-mm long implants or by longer implants in augmented bone in posterior atrophic edentulous jaws. Eur J Oral Implantol 2014;7:383–395.

[20]Spray JR, Black CG, Morris HF, Ochi S. The influence of bone thickness on facial marginal bone response: Stage 1 placement through stage 2 uncovering. Ann Periodontol 2000;5:119–128.

[21]Bolle C, Gustin MP, Fau D, Exbrayat P, Boivin G, Grosgogeat B. Early periimplant tissue healing on 1-piece implants with a concave transmucosal design: A histomorphometric study in dogs. Implant Dent 2015;24:598–606.

[22]Rokni S, Todescan R, Watson P, Pharoah M, Adegbembo AO, Deporter D. An assessment of crown-to-root ratios with short sintered porous-surfaced implants supporting prostheses in partially edentulous patients. Int J Oral Maxillofac Implants 2005;20:69–76.

[23]Naert I, Duyck J, Hosny M, Jacobs R, Quirynen M, van Steenberghe D. Evaluation of factors influencing the marginal bone stability around implants in the treatment of partial edentulism. Clin Implant Dent Relat Res 2001;3:30–38.

[24]Nunes M, Almeida RF, Felino AC, Malo P, de Araújo Nobre M. The influence of crown-to-implant ratio on short implant marginal bone loss. Int J Oral Maxillofac Implants 2016;31:1156–1163.

[25]Urdaneta RA, Rodriguez S, McNeil DC, Weed M, Chuang SK. The effect of increased crown-to-implant ratio on single-tooth locking-taper implants. Int J Oral Maxillofac Implants 2010;25:729–743.

[26]Sahrmann P, Schoen P, Naenni N, Jung R, Attin T, Schmidlin PR. Peri-implant bone density around implants of different lengths: A 3-year follow-up of a randomized clinical trial. J Clin Periodontol 2017;44:762–768.

[27]Pierrisnard L, Renouard F, Renault P, Barquins M. Influence of implant length and bicortical anchorage on implant stress distribution. Clin Implant Dent Relat Res 2003;5: 254–262.

[28]Linkevicius T, Apse P, Grybauskas S, Puisys A. The influence of soft tissue thickness on crestal bone changes around implants: A 1-year prospective controlled clinical trial. Int J Oral Maxillofac Implants 2009;24:712–719.

[29]Souza AB, Tormena M, Matarazzo F, Araújo MG. The influence of peri-implant keratinized mucosa on brushing discomfort and peri-implant tissue health. Clin Oral Implants Res 2016;27:650–655.

7 压力成型的多孔烧结表面种植体

Press-Fit Sintered Porous-Surfaced Implants

Douglas Deporter, DDS, PhD

SPSI的宏观设计和表面特征

压力成型的多孔烧结表面种植体（press-fit sintered porous-surfaced implants, SPSI）的制作工艺是20世纪60年代末在骨科领域首先发展起来的，目的是为了改进人工髋关节植入物的设计，因为当时的人工髋关节植入物仍是由骨水泥固定的，这使得骨-植入物界面的连接相当薄弱，并面临骨水泥变质和晚期植入物失败的风险，尤其是对于日常活动量较大的受者。SPS设计给这一领域带来了革命性的变化[1-2]。SPS是通过高温、时间监控及固态扩散技术制备的"烧结颈"区域，将多层球形金属颗粒相互连接，并与机械加工得到的坚固种植体核心结构连接而成。通过控制颗粒直径大小和烧结条件，得到的最终产品具有三维（3D）互相连接的表面多孔结构，有利于血管和骨组织的长入，并通过3D机械互锁固定假体[3]（图7-1）。随后，同样的技术被用于开发一种钛合金（Ti-6Al-4V）牙科种植体，与最初的Brånemark种植体（Nobel Biocare）相比，其与骨的连接更强[4]。Brånemark种植体经机械加工抛光，对非轴向拉伸荷载的抵抗力较差，造成无论种植体长度是多少，下游压应力均集中在植体最冠方的几个螺纹处[5]（图2-9）。导致的结果是第1年的早期牙槽嵴顶骨吸收达1mm，而之后成功的种植体通常保持稳定。

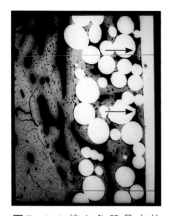

图7-1 | 植入兔股骨中的
SPSI扫描电镜图像。直径为
50~150μm的Ti-6Al-4V金
属粉末形成的表面孔隙率为
35%~40%。可见到骨组织
延伸长入孔隙中，在一些部
位已经达到坚固种植体核心
处（箭头）（原始放大倍数
×100）。

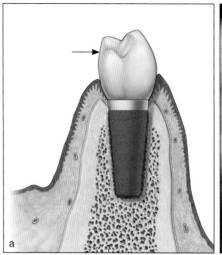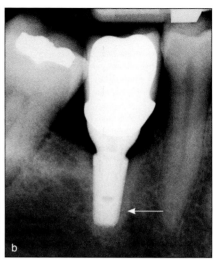

图7-2 | （a）不同于螺纹种植体的设计（图2-9），SPSI在横向（离轴）载荷的作
用下不会在下端产生很高的压应力。集中的应力（种植体周围的红黄色晕）在种植
体周围是均匀的，这是由于种植体对拉伸（上方）载荷的有效抵抗。（b）有时在
SPSI表面可以看到一层硬骨板样致密骨（箭头）。这个例子是1个负载4年后的7mm
（6mm设计的骨内长度）种植体（OT-F3，OT Medical）。该修复体连接处允许平
台转移。牙槽嵴保持稳定，所有吸收仅限于1mm的机械光滑穿龈颈圈部分。

相反，SPSI承受的横向拉伸和压缩载荷分布平
均，没有局部高应力所驱动的边缘骨吸收[6]（图
7-2）。

在一开始，SPSI就是被设计为较短的长度
来使用。最早的一项SPSI临床试验使用的种植
体长度包括7~10mm，且均有2mm的机械光滑
颈圈，使得它们各自的骨内设计长度（designed
intrabony lengths， DIL）分别只有5~8mm[7]。
所有这些长度都符合目前对短种植体或超短种
植体的定义[8]。在这项最早的研究中，种植体
被用来支持重度牙槽嵴萎缩患者的下颌覆盖义
齿。经过20年的持续负载后，最短长度（DIL：
5mm）的种植体表现最佳，其绝对留存率为
90%[9]（图7-3）。然而，当该产品首次进行商

业化推广时，当时的专家们不认为如此短的种
植体能获得成功，坚持认为长种植体永远是最
安全的选择。

这种否定的态度在很多情况下是由对种
植体如何附着于骨的错误认识所导致的。对
于SPSI，种植体附着于骨可以被称为骨联合
（osseoconsolidation），而不是多数其他种植体
设计所获得的骨结合（osseointegration）（主要
靠摩擦力）。联合是一个整合的过程，实际上
SPSI是通过三维方向上骨的长入而与骨之间发
生整合并紧密连接的。SPSI需要良好的局部血
供，因此不适用于Ⅰ类骨；Ⅱ~Ⅳ类骨更适合
作为植入区域[10-11]（图7-4）。如果必须在Ⅰ类
骨中植入SPSI，则应对该区域进行预备，实施

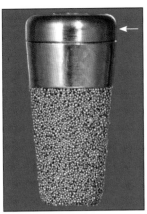

图7-3 ｜ 1颗早期的7mm SPSI（Endopore, Innova Life Sciences），带有愈合帽（箭头）。由于有一段长2mm的机械加工光滑颈圈部分，DIL仅5mm。该尺寸种植体用于支持下颌全口覆盖义齿的20年绝对留存率为90%。

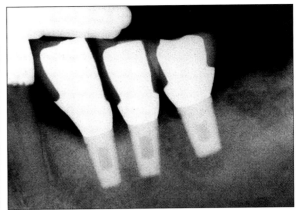

图7-4 ｜ 3颗相邻的7mm（DIL：6mm）SPSI（Endopore）行单冠修复并负载12年后的X线片。边缘骨吸收局限于长1mm的机械光滑表面种植体颈圈。

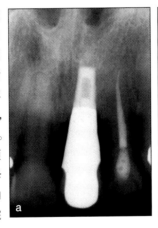

图7-5 ｜（a）Ⅱ类骨中使用7mm（DIL：6mm）SPSI（Endopore）来修复左上颌中切牙，并连续负载17年后的影像。C/I比为2.7，且多年来许多牙医曾多次告诉患者，该种植体太短，不可能成功。（b）连续负载17年后的上颌中切牙SPSI上部牙冠。（修复体由安大略省多伦多市的Reynaldo Todescan医生完成）

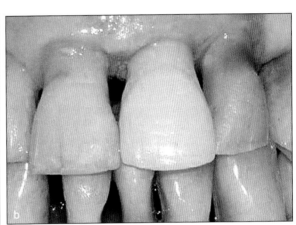

截骨术并植入富血小板自体血凝块，等待该部位愈合后再进行SPSI的延期植入。如果前牙区在预备过程中，种植窝洞内血供良好，也可以将SPSI植入前牙区（图7-5）。

成功植入SPSI的临床情境

与Brånemark种植体不同，SPSI常出现于上颌后牙区，有时也用于下颌后牙区低密度松质骨（Ⅲ类和Ⅳ类）[10]。短SPSI和超短SPSI能够减少对窦底骨增量的需求，或通过间接骨增量

的冲顶式上颌窦底提升骨增量（BAOSFE）获得成功应用[12]。Deporter等[13]使用Periotest电子叩诊器械（Medizintechnik Gulden）评估比较了50名不吸烟的牙列缺损患者上颌前牙区和后牙区SPSI的稳定性（当时还没有共振频率测试）。Periotest测试值（PTV）总是以负值表示，负值越大，种植体稳定性越好[14-15]。使用2年后，上颌后牙区的SPSI（主要是具有良好血供的松质骨）有着显著更低的PTV，因此相比上颌前牙区SPSI有着更好的种植体稳定性（−2.87 VS −0.67）。研究者采用与上述实验相同的患者

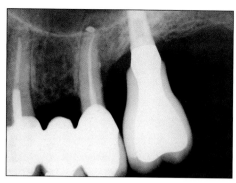

图7-6｜该7mm SPSI Endopore（1mm的机械加工光滑颈圈；DIL：6mm）通过少量BAOSFE被植入不足5mm的上颌窦下方骨中。尽管C/I比非常大（>3），该种植体上方修复体已经负载超过19年，其对颌为下颌末端游离的可摘局部义齿。边缘骨吸收局限于这1mm的机械加工光滑颈圈。（修复体由安大略省多伦多市的Reynaldo Todescan医生完成）

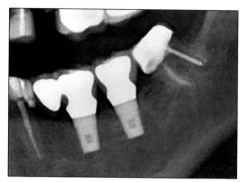

图7-7｜该患者在左下颌后牙区植入了2颗独立的SPSI（Endopore）。它们都为7mm种植体，含2mm的机械加工光滑颈圈（DIL：5mm）。近中的独立种植体同时支持了一个单牙宽的前磨牙悬臂。（修复体由安大略省多伦多市的Simon Yeh医生完成）

组和器械，研究了种植体长度（7~12mm）、种植体直径（3.5mm、4.1mm、5.0mm）及夹板式连接与否对SPSI稳定性的影响。不同长度的SPSI间未显示出明显差异，说明SPSI长于7mm（DIL：5mm）不是必要的。另一方面，种植体直径的增大降低了PTV值（读数变得更偏负值），表明种植体稳定性增加。夹板式连接与否对SPSI的稳定性也有影响。在这50名患者的151个上颌SPSI中，约有一半采用了夹板式连接，而其余的则采用单冠修复（即使这意味着在两颗或多颗相邻种植体上安装分隔的单冠）。在每次随访检查（6个月、1年和2年）时，移除修复体并使用标准方法测试种植体稳定性，上部夹板式连接种植体显示出明显较高的（较小的负值）PTV，表明其稳定性较差。举例来说，在使用2年后，夹板式连接种植体平均PTV为-1.27，而单冠修复的种植体平均PTV为-3.09。这一发现的解释是单颗种植体承受了更大但仍为生理水平的压力，其支持骨进行了适度的反应。

SPSI是最早被发现在一定程度上不受较大的C/I比影响的种植体设计之一（图7-6）。10多年前，Rokni等[16]报告，SPSI的C/I比对种植体失败或种植体周围骨丧失均无明显影响。然而，最近Malchiodi等[11]研究了两种不同的C/I比计算方式对SPSI治疗效果的影响。Rokni等[16]仅报告了有关解剖学C/I比（AC/I比，即假设支点在种植体-基台界面）的数据，而Malchiodi等[11]同时也计算了临床C/I比（CC/I比，即以最冠方的骨-种植体接触点作为支点），并得出结论发现，后者是与SPSI治疗效果更具相关性的比值。他们认为，AC/I和CC/I比可能都有上限，超过上限后则SPSI失败的风险增加，在螺纹种植体中的情况看上去也是如此[17]。对SPSI来说，AC/I比的上限值建议为3.1，CC/I比的上限值建议为3.4。短SPSI和超短SPSI在有限的悬臂桥体的情

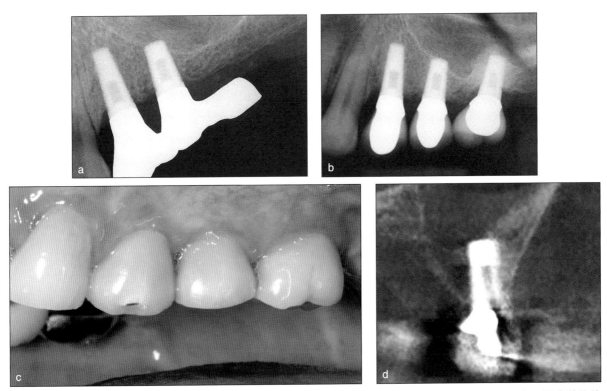

图7-8 | （a）SPSI（Endopore）支持的带远中悬臂的修复治疗。近中种植体长9mm（DIL：8mm），远中种植体长7mm（DIL：6mm），直径均为4.1mm。在第5年随访复诊时，悬臂的表面发生了碎裂，造成了美学问题。随着BAOSFE技术的出现，医生决定使用3个单冠替换之前的局部义齿，而这需要植入第3颗种植体（Endopore）。计划第一磨牙处种植术需要约3mm的上颌窦底提升并使用异种骨移植材料。（b）磨牙处种植体被植入到高度松质骨中，最终穿入窦底，并最终主要由窦内形成的新骨支持。该X线片摄于两近中种植体负载22年，远中磨牙区种植体（7mm×4.1mm，DIL：15mm）负载17年后。（c）修复体的临床照片。（d）负载17年后，上颌第一磨牙种植体的CBCT。（修复体由安大略省多伦多市的Reynaldo Todescan医生完成）

况下，也显示未受到影响（图7-7和图7-8）。偶有较大的CC/I比，可导致固位螺丝松动，尤其是在单颗种植修复体中。

SPSI是最早被证实的能够支持单冠磨牙修复的短种植体和超短种植体之一。Deporter等[18]报告的数据来自一组牙列缺损的患者，他们在下颌后牙区接受了短的SPSI治疗（>60%的磨牙），且主要使用单冠修复（65%）。所使用的种植体长度为7mm或9mm，有1mm或2mm的机械加工光滑颈圈。在所有患者使用这些修复体10年后，种植体留存率和成功率均>95%，其

边缘骨水平保持稳定。其中有3例种植失败与手术失误有关。所有种植体的边缘骨吸收仅限于机械加工光滑颈圈范围，且吸收量取决于颈圈的高度是1mm或2mm（图7-9）。在1mm颈圈的边缘骨吸收中总是较少，这是由于生物学宽度的调节和邻近颈圈表面骨的"应力屏障"的共同作用而发生的[19]。Deporter等[20]也报告了使用1~8年后，下颌后牙区的超短（长度为5mm，DIL：4mm）SPSI的留存率及成功率为100%（图7-10和图7-11），而Sohn等[21]报告称，在使用长达9年后，下颌后牙区7mm SPSI的留存率为

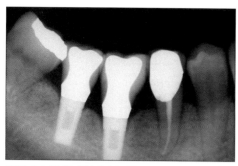

图7-9｜该患者植入了2颗7mm×4.1mm种植体（Endopore），与对颌的上颌SPSI一起负载超过22年。远中种植体的机械加工光滑颈圈为1mm，而另一颗种植体为2mm。由于冠方的"应力屏障"，2mm的颈圈处骨吸收更多。（修复体由安大略省多伦多市的Reynaldo Todescan医生完成）

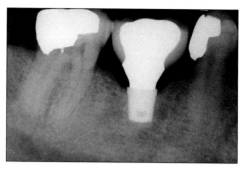

图7-10｜1颗超短（5mm长，DIL：4mm）SPSI（Endopore）进行下颌第一磨牙修复（修复体包括了平台转换），已经负载了超过10年。（修复体由安大略省多伦多市的Simon Yeh医生完成）

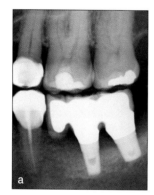
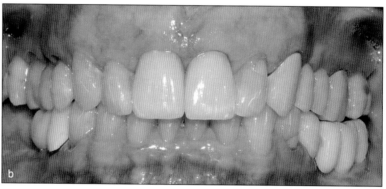

图7-11｜（a）该患者植入了2颗SPSI（Endopore），使用三单位的固定义齿修复了她骨高度不足的左下颌后牙区。远中种植体为5mm×5mm（DIL：4mm），近中种植体为7mm×4.1mm（DIL：5mm）。X线片显示的是负载8年后的状态。（b）负载8年后的临床表现。（修复体由安大略省多伦多市的Simon Yeh医生完成）

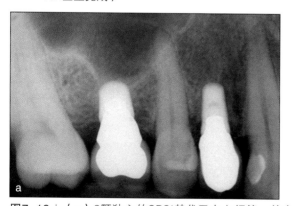
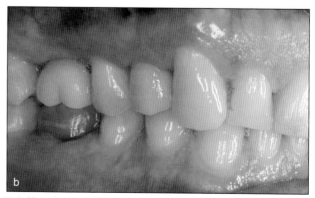

图7-12｜（a）2颗独立的SPSI替代了右上颌第一前磨牙和第一磨牙。前磨牙位点种植体为7mm×4.1mm（DIL：6mm），而磨牙位点处为了避免专门行间接窦底提升术的需要，选择的种植体为5mm×5mm（DIL：4mm）。两种植体（OT-F3）均包含平台转移特征。（b）两种植体上部均使用标准解剖形态的金属烤瓷单冠修复。（修复体由安大略省多伦多市的Ester Canton医生完成）

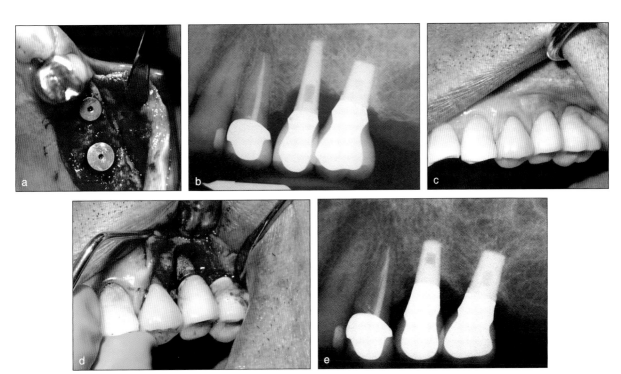

图7-13｜（a）2颗SPSI被植入到上颌后牙区（Endopore）。由于术者的失误，近中种植体的位置过于偏颊侧。结果导致颊侧骨板过薄。未行骨增量手术。（b）使用6年后，植入位置不佳的种植体周围骨吸收严重。注意：第二前磨牙区种植体长12mm（冠方直径：4.1mm），而磨牙区种植体长7mm（冠方直径：5mm）。（c）第6年时，第二前磨牙区种植体表面的颊侧牙龈变色，且探诊发现探诊深度较深。（d）翻开黏骨膜瓣后可见一巨大凹坑状缺损及广泛暴露的烧结种植体表面。种植体被移除，缺损区行异种骨材料移植，并用致密型聚四氟乙烯屏障膜覆盖移植物[27]。（e）在移植部位愈合后，植入7mm×4.1mm（DIL：5mm）替换种植体（Endopore），然后用新的单冠修复。这张照片是在新的种植体使用10年后，磨牙区种植体已经连续负载18年后拍摄的。（修复体由安大略省多伦多市的 Reynaldo Todescan医生完成）

100%。最近，Malchiodi等[22]报告称5mm和7mm SPSI的3年留存率在下颌后牙区或上颌后牙区均>98%（图7-12）。同样，其中近60%的病例为磨牙修复。

SPSI面临的挑战

并非所有短SPSI及超短SPSI的研究人员都得到了良好的结果，这就强调了对医生仔细遴选患者和术者遵循规定方案的重要性。Perelli等[23-24]报告在下颌后牙区使用短SPSI或超短SPSI

修复缺牙的5年失败率为16%，在骨量不足的上颌后牙区为10%。多数失败为晚期失败（义齿负载后），并与种植体周围感染有关。由于烧结表面容易被细菌菌斑污染，因此需要尽一切努力确保植入时种植体的全部表面位于骨下，包括机械光滑颈圈[25]。由于吸烟对牙槽嵴骨吸收的影响，这种种植体不适合用于吸烟者（尤其是在上颌后牙区使用时）[26]。精确的种植窝洞预备是获得足够初期稳定性的关键。此外，如果最终的颊侧牙槽骨厚度<2mm，则有可能出现足以暴露烧结种植体表面的牙槽骨吸收，导

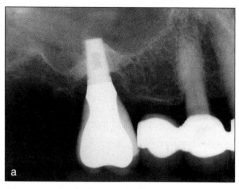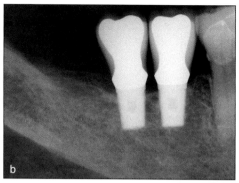

图7-14 | （a）此为1颗负载超过17年的单独的7mm SPSI（DIL：6mm），其对颌为图b中显示的2颗下颌骨种植体。该种植体使用BAOSFE技术在Ⅳ类骨中植入得较深，其骨结合主要由帐篷状窦膜下形成的新骨形成。可以看到一些邻面的牙槽嵴坑状吸收，但骨吸收未进展超出机械抛光颈圈范围。前磨牙处的桥体是现有牙支持式固定义齿的一部分，其最初使用第一磨牙光滑远中基牙。作为治疗计划的一部分，该桥体被留在原位，且至今仍在患者口腔内。（b）该2颗SPSI目前已负载17年。（修复体由安大略省多伦多市的Reynaldo Todescan医生完成）

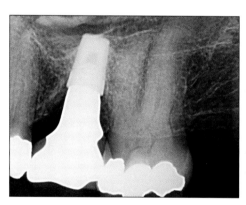

图7-15 | 由于拔牙位点愈合过程中颊侧骨高度的降低，特意采用BAOSFE技术将7mm×5mm（DIL：5mm）SPSI（Endopore）植入得较深。修复部分采用了平台转换。此照片为使用10年后的该种植修复体。（修复体由安大略省多伦多市的Richard Cameron医生完成）

致灾难性的后果[27]（图7-13）。如对较薄的骨厚度有任何担忧，明智的做法是在颊侧表面移植一些低替代率的骨移植材料，如异种骨。移植材料还有助于减少或消除颊侧骨板凹陷，从而改善假牙的外形轮廓并减少前庭区域食物颗粒的积留。

如果所有这些步骤均被实施，则牙槽骨吸收将是最低的，并且应局限于机械加工光滑种植体穿龈颈圈[28]。SPSI植入的另一个关键点是

种植体是锥形的，因此需要用手术专用的锤子将其敲击植入，以实现与骨的紧密初始接触。如果在这个敲击步骤中用力不足，种植体将无法完全就位，且可能无法固定于骨中。使用共振频率测试（ISQ>60）确保种植体足够的稳定性将有助于降低这种风险。在骨质非常疏松的病例，敲击力可能会导致种植体意外植入过深（图7-14和图7-15）。然而，只要能将一个适当延长的愈合基台立即连接到种植体上，就不

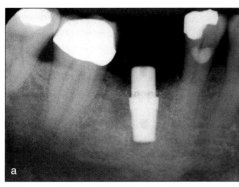
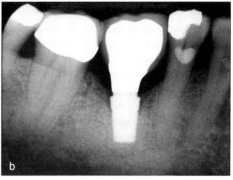

图7-16 | （a）为了适应垂直骨吸收的颊侧骨板，1颗7mm×4.1mm（DIL：5mm）SPSI（Endopore）被有意植入得较深。1个4mm长直愈合基台被立即连接于固定的种植体上，并进行穿龈愈合。（b）骨联合愈合后，采用单冠加平台转换的方法进行种植体修复。负载10年后拍摄的X线片显示，仅在2mm的机械加工光滑种植体颈圈附近发现了骨改建。（修复体由安大略省多伦多市的Richard Cameron医生完成）

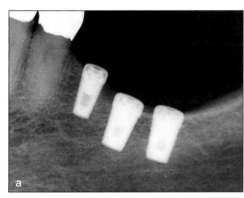
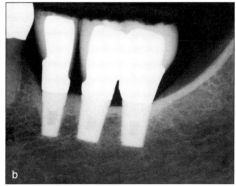

图7-17 | （a）此3颗SPSI（Endopore）的术后即刻X线片显示，近中的种植体其远端没有完全植入就位。该种植体第2天被取出，更换为另一颗种植体并将其植入合适深度。（b）X线片展示的是此3颗种植体在负载19年后的情况。注意牙槽嵴方向皮质骨密度的增加。（修复体由安大略省多伦多市的Reynaldo Todescan医生完成）

会出现问题。这样做将防止种植体完全埋入骨内及二期手术时不必要的困难和创伤。

如果拔牙后改建造成了颊侧垂直骨吸收，则可能需要刻意将种植体植入得更深（图7-16）。种植体未就位导致粗糙表面暴露将会导致临床灾难。如果在术后即刻发现SPSI未能完全就位于骨内（包括机械光滑颈圈部分），则必须拔除并废弃该种植体。随后，如果可行的话可选择即刻植入，抑或选择延期植入方式，对种植位点进行进一步的处理并植入另一颗种植体（图7-17）。

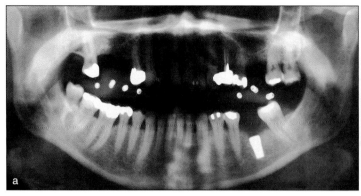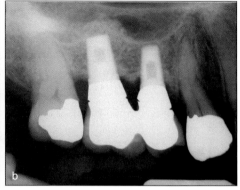

图7-18 | （a）1997年，患者要求使用种植体支持修复体修复右上颌第二前磨牙及第一磨牙，左上颌第一磨牙和左下颌第一磨牙。CBCT显示，在右上颌磨牙部位，上颌窦下方骨约有4mm高度。左下颌磨牙区种植体被有意地植入较深，以垂直骨吸收的颊侧骨板。（b）患者植入了2颗SPSI以恢复其右上颌第二前磨牙（7mm×4.1mm，DIL：6mm）和第一磨牙（7mm×5mm，DIL：6mm）。她参加了一项前瞻性临床试验，并被分配入联冠修复组。在不触及窦底的情况下植入前磨牙区种植体，而磨牙区域则使用提升器及异种骨移植材料，行BAOSFE技术植入种植体。

BAOSFE技术

短SPSI和超短SPSI的一个主要优势是，它们经常可以帮助外科医生尽量减少甚至完全避免剩余骨高度严重不足时进行上颌窦底提升操作（图7-18和图7-12）。Deporter等[29]研究了使用Summers BAOSFE技术，将7mm SPSI植入到上颌后牙区这一方法[12]。即使是在术前窦底剩余牙槽骨高度≤4mm的情况下，种植体在平均使用3.1年后，其失败率仍<2%[30]。当时，该结果远远好于在螺纹种植体研究中获得的结果，无论是行上颌窦开窗术后植入的螺纹种植体（OSG；8.3%失败率）还是行BASOFE植入的螺纹种植体（高达26.7%失败率）[31-33]。Corrente等[34]的报告中，吸收的上颌后牙区的SPSI效果与Deporter的研究结果相似，在3年后失败率为2%。

自1994年首次提出BAOSFE技术以来，鉴于其侵入性远远小于传统的OSG方法，它持续得到全世界研究人员和临床医生的认可。BAOSFE技术改进了提升器械，主要使用外科锤轻轻敲击末端内凹的提升器进行提升。该方法并未磨除全部牙槽骨，而是使用直径逐步增大的提升器，逐步推进其尖端，使得骨向上颌窦底方向挤压并轻度扩宽牙槽嵴的侧向宽度。最后，用提升器造成窦底骨板青枝骨折，从而使上颌窦黏膜被动地提升并在四周均远离窦底骨面。这就形成了一个帐篷状的腔室，种植体的尖端可以最终插入其中（图7-19）。最初，大多数研究者都会植入骨替代材料（最常见的异种骨移植物）以其为上颌窦黏膜在新的位置提供额外的支撑，并为血管周围组织和上颌窦骨膜来源的细胞在形成新骨时提供支架。后来发现，在许多情况下，种植体在植入时可以不添加异种骨移植颗粒，而是依靠种植体尖端本身来支撑被提升的黏膜。如果在手术过程中黏膜未被损

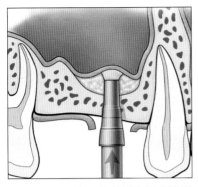

图7-19 ┃ 可使用外科锤和提升器逐步推进,推压自体骨并在尖端添加移植材料以进入上颌窦,局部抬高窦底黏膜。

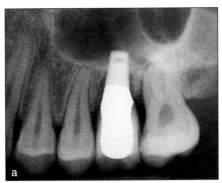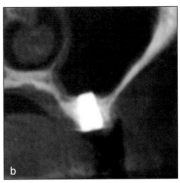

图7-20 ┃ (a) 使用BAOSFE技术将5mm×4.1mm(DIL:4mm)超短SPSI(Endopore)植入3mm的窦底牙槽骨中。种植体长度的一大部分位于上颌窦底行移植后形成的新骨中。(b)种植体在6个月的潜入式愈合后,在二期手术和修复前行CBCT。此时种植体的大部分被新骨围绕。(修复体由安大略省多伦多市的Jeffrey Reynolds医生完成)

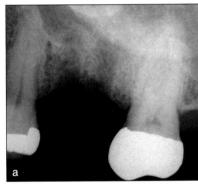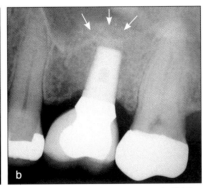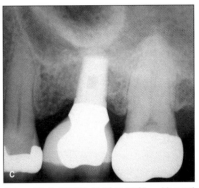

图7-21 ┃ (a)计划将7mm×5mm(DIL:6mm)SPSI(Endopore)使用BAOSFE技术并移植异种骨颗粒,植入到新近拔除但已愈合的第一磨牙牙槽窝。(b)种植体行修复后的基线X线片仍显示种植体尖端有大面积的移植物颗粒(箭头)。(c)X线片显示,在负载5年后种植体尖端的移植物吸收较多。牙槽嵴骨吸收仅限于种植体的1mm的机械光滑颈圈部分。(修复体由安大略省多伦多市的Reynaldo Todescan医生完成)

伤,黏膜提升后形成的帐篷内将充满血液,从而使得种植体尖端周围形成理想的新骨。

对于螺纹种植体,如要使用该方法,通常建议需要至少5mm的剩余窦底骨高度[35]。然而,如果不进行窦内植骨,则窦内成骨会显著吸收(与植骨方案比较),且种植体尖端常常仅被上颌窦黏膜覆盖,而非骨组织覆盖[36]。然而,如果上颌窦底下方骨高度<5mm,只要有足够的天然骨厚度能使种植体稳定(2~3mm),那么植入1颗5mm SPSI应该没有问题(图7-20)。然而,由于剩余骨量太少,添加移植材料,如异种骨移植物或一些理想的自体富血小板纤维蛋白凝块(PRP-F),会是更好的选择[37]。这将确保突出原窦底区域的种植体周围有最大量的新骨生成[38]。无论植入了多少移植材料,随着时间的推移,窦内成骨总会发生吸收(图7-21)。Kopecka等[39]在全景片上测量了近600名患者的上颌后牙区窦底骨高度,发现窦底骨高度<5mm的情况在第二前磨牙区占31.6%,第一磨牙区占73.1%,第二磨牙区占

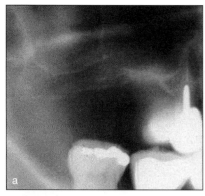
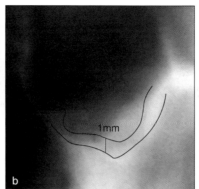
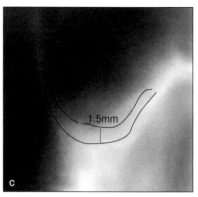
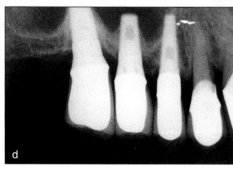

图7-22 （a）该患者术前的矢状位CT切面显示其窦底骨高度极低。（b、c）第一磨牙处的冠状位CT显示其窦底骨高度为1~1.5mm。（d）3颗SPSI（Endopore）使用提升器和异种骨行BAOSFE术。它们使用单独的牙冠进行修复，这里显示的是负载14年后的情况。BAOSFE术有助于在种植体尖端周围形成大量新骨。（由安大略省多伦多市的Richard Cameron医生修复）

54.2%。事实上，有50%的上颌磨牙缺失处的剩余窦底骨高度<4mm，这使得SPSI的应用成为一个有吸引力的治疗选项[40]。然而，吸烟患者不适合使用BAOSFE技术并植入SPSI这一治疗选项，因为吸烟患者的治疗失败风险会大大增加[41]。

有关BAOSFE的系统评估和对比研究表明，如能遵循正确的原则，BAOSFE是一项成功率高且可预期的手术程序。在大多数情况下，使用提升器可提升上颌窦黏膜多达5mm而不会导致黏膜撕裂[42-43]。Zill等[44]最近报告了一项113名患者的5年回顾性研究结果，这些患者在上颌后牙区植入了233颗中度粗糙表面螺纹种植体（MRTI），治疗前的平均窦底骨高度为（5.9±1.7）mm，所有种植体的植入均采用了经牙槽嵴顶上颌窦提升术，但未行植骨，作者

认为，考虑到风险和成本，如果原有窦底骨高度>5mm，就没有理由使用OSG方法进行MRTI植入。Tetsch等[45]的一份关于螺纹种植体的回顾性报告进一步支持了这一结论。BAOSFE和OSG在长达14年的随访均获得97%的种植体留存率；然而，数据显示，这两种技术的使用是根据不同的前提条件选择的。所有病例中均采用长螺纹种植体（平均长度：11.5mm）。选择行BAOSFE的部位平均只需3.3mm的上颌窦底骨提升，而选择行OSG的部位平均需6.5mm的上颌窦底骨提升。正如已经强调的那样，SPSI不应在高度>7mm的窦底牙槽骨中使用；如果原本的窦底牙槽骨有5mm，则使用5mm SPSI，从而可避免累及上颌窦（图7-12）。另外，只要仍存在2~3mm的骨高度，就可以植入5mm或7mm SPSI，因其所需提升的高度较小，因此，上颌

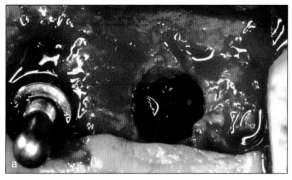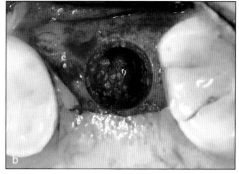

图7-23 | （a）在这一行BAOSFE术的部位出现了一小块上颌窦黏膜撕裂。（b） 如BAOSFE术操作正确，则总可见顶端骨板以及自体骨或添加的骨移植物颗粒。（由纽约州纽约市的Michael Toffler医生提供）

窦黏膜损伤的风险较低（图7-22）。

BAOSFE面临的挑战

最初的Summers法的一个问题是，患者可能会对用锤子锤击感到害怕。为了减少相关的患者焦虑，明智的做法是在手术前1小时给予患者轻度催眠药镇静（如5mg三唑仑）。即使如此，不同患者上颌后牙区的骨密度和窦底皮质骨的密度各异[46]。如果不是Ⅲ类骨或Ⅳ类骨，则常常面临风险，即敲击提升器的力量较大，导致术后发生不同持续时间的眩晕。为了克服这一问题，可以在一开始使用先锋钻钻至窦底下方约1mm的深度，通过CBCT的测量和止停环的应用来以避免钻孔太深。之后，如果用锤子每次敲击时，提升器仍不能前进至少0.5mm，则可以采用种植专用钻针来扩宽备洞，并再次使用止停环。在这一步之后，提升器的尖端将更有可能推动最后1mm的窦底骨，将其压缩并从窦底的剩余部分中分离。如果提升器仍然不易推

进，可使用专门的旋转器械钻穿窦底，只有很小的穿透或撕裂上颌窦黏膜的风险。举例来说有牙槽嵴顶入路上颌窦套件（Hiossen Dental）和最近开发的Densah钻（Versah Dental）。后者为逆时针旋转，并会将收集的自体骨推向尖端。

虽然许多行BAOSFE术的部位仅需一张全景片作为信息资料即可成功实施，但术前CBCT现已成为常规检查手段，因为它提供了远比全景片更多的相关信息并有助于降低风险[47-48]。CBCT可准确评估剩余牙槽骨高度和颊腭向牙槽嵴宽度、非常重要的颊侧骨壁厚度、上颌窦黏膜厚度以及上颌窦间隔和主要血管的存在与位置。CBCT还可以显示出上颌窦黏膜的病理性增厚和窦口的阻塞，这两种情况都可能成为BAOSFE术后上颌窦感染的风险[40]。发现这两种情况时，患者在行种植治疗前应先进行耳鼻喉检查评估。

另一个风险是手术过程中可能出现上颌窦黏膜撕裂（图7-23a）。尝试提升高度越大，窦

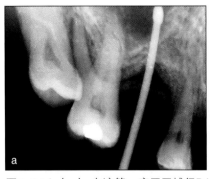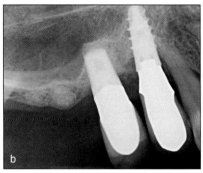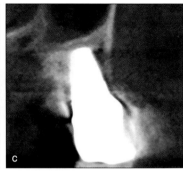

图7-24 | （a）在该第一磨牙区域行BAOSFE术备洞时，一开始的提升器造成了小的上颌窦穿孔。穿孔处立即用胶原海绵封闭，手术继续使用更宽的提升器从洞壁刮去自体骨并将其推动压于胶原塞处。未使用其他移植材料。（b）常规于术后6个月行二期手术，并行单冠修复。在这张负载5年后拍摄的X线片中，7mm×5mm（DIL：5mm）SPSI的根尖端周围可见新骨。牙槽嵴骨重建以可预计的方式发生，仅限于种植体的2mm的机械加工光滑颈圈部分。（c）在负载5年时对种植体进行的CBCT证实，在超出原窦底水平以上的种植体部分，其周围形成了大量新骨。（由意大利都灵的Michele Perelli医生提供）

膜损伤的风险越大[49]。通过确保每次手术步骤后术区始终有完整的顶壁，包括紧压后的骨或移植物颗粒，可以避免窦膜撕裂（图7-23b）。可疑的窦膜撕裂可通过"捏鼻鼓气实验"测试确认。如果裂口很小，撕裂处通常很容易使用胶原塞（如Heliplug，Integra LifeSciences）封闭，然后行第二次捏鼻鼓气实验进行检测[50]（图7-24）。一个更合适的治疗方案是将至少一块PRP-F插入该部位以封闭裂口[51]。这些凝块具有抗菌和抗炎特性，当然也会促进所需的新骨形成[52]。然而，如果无法抽取患者的血液来制备PRP-F，在已经用胶原塞有效封闭了撕裂处的情况下，则可以继续进行手术，并添加颗粒状异种骨移植材料[12]。如果有少量颗粒漏入上颌窦腔，只要它们<1mm，它们将很快通过窦内衬里上皮细胞的纤毛作用而被移除，并通过窦口排出。然而，>1mm的移植物颗粒可能会阻塞上颌窦出口，如果它们通过黏膜撕裂处排出，就可能导致上颌窦感染。应提醒患者在最初的24~72小时内少量血凝块和一些白色的移植颗粒可能通过鼻孔排出。

最初，在仅有3mm或更少窦底骨高度的上颌后牙区使用短SPSI和超短SPSI可能令人望而却步。然而，5°的锥度确保了即使植入略深，只要种植窝洞的形状与所选择的种植体直径（3.8mm、4.1mm或5.0mm）精准适配，种植体掉入窦腔内的风险是很小甚至没有的。少数情况下，术区为Ⅳ类骨的同时窦底皮质骨非常薄可能会发生该并发症，但这种情况是极为罕见的。作为预防措施，在这种情况下使用植入种植体时应格外当心。在一开始应该使用锤子轻轻敲打种植体，以确认种植体是稳定的，从而不太可能掉入上颌窦内。一旦能听到锤子敲击发出沉闷的声音，就提示种植体足够牢固并可与骨结合。

病例分析

在大多数情况下，使用经牙槽嵴顶入路植入SPSI这一方法是可预期的，但是也可能会发

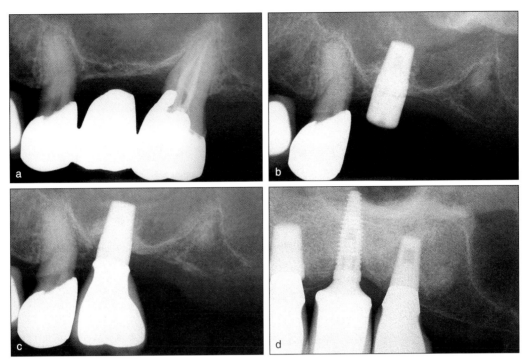

图7-25 | （a）这名患者口内有一个失败的三单位牙支持式固定义齿，他希望用种植体替换这些牙。虽然牙槽嵴宽度较好，但窦底骨高度不足。患者选择行BAOSFE和短SPSI治疗。（b）拔除左上颌磨牙基牙，在未使用任何附加移植材料的情况下，采用经牙槽嵴入路将单颗SPSI植入第一磨牙处。种植体为7mm×5mm（DIL：5mm），仅通过剩余的窦底骨和机械加工光滑表面种植体颈圈之间的接触来稳定种植体。锥形种植体防止了种植体掉入窦腔。这里展示的是二期手术时的情况。（c）种植体的修复使用了标准解剖形态的磨牙单冠，在因感到不适而需要拔除前，该种植修复体功能良好地负载了6个月。（d）最终，患者需要进行OSG手术，并用2颗短SPSI和1颗标准长度窄径MRTI修复，所有这些都在这张义齿负载7年后拍摄的X线片中显示。（由安大略省多伦多市的Reynaldo Todescan医生修复）

生失败。如图7-25所示的患者，其左上颌长期使用的天然牙支持的固定长桥已经失败。拔除磨牙基牙并移除部分义齿桥体，在不添加移植材料的情况下，经牙槽嵴顶植入SPSI。约7个月后患者复诊行二期手术。种植体DIL周围形成了大量的新骨，种植体随后用磨牙形态单冠修复。6个月后，患者因长期慢性左侧鼻窦炎发作而主诉不适，并因此需使用类固醇鼻腔喷雾剂。临床评估确定了种植体失败，有着轻微动度和不适感。因此，种植体被移除，患者在

别处接受了OSG手术。在这个明确成功的手术后，患者返回行进一步的SPSI植入治疗。患者表示他现在的呼吸比前几年舒服多了。

同时，患者的第二前磨牙也出现了症状，推荐的治疗方法是采用2颗种植体支持的三单位固定修复体。然而，患者更倾向于植入3颗种植体并都使用单冠修复。故3颗SPSI被植入，分别位于第二前磨牙、第一磨牙和第二磨牙处。随后，第一磨牙处种植体再次未能与骨结合而被移除。此时，决定尝试植入1颗长MRTI，且该

处根据其可用骨量，需要选择1颗窄直径种植体。这次的治疗获得了成功，最终由3颗独立的种植体支持单冠完成的修复如图7-25所示。

SPSI获得成功治疗结局的指南

由于SPSI通常用于骨高度不足的后牙区，因此建议术前行CBCT，以便尽可能多地获取关于现有牙槽嵴高度和宽度、相邻重要结构、颊侧以及舌侧或腭侧的皮质骨厚度和骨密度的信息。确保计划种植的部位具有适当宽度（≥2mm）和厚度的角化组织也很重要。如果没有，建议在种植手术之前或手术过程中进行软组织移植。此外，在骨高度严重不足的下颌后牙区，仅使用浸润麻醉可将神经损伤的风险降至最低。进一步的指南如下：

· 不应为吸烟者行SPSI治疗，尤其是在上颌骨后部。

· 在下颌后牙区，牙槽骨高度需要至少6mm才能植入5mm种植体。

· 在上颌后牙区，如果操作者对BAOSFE技术有经验，上颌窦下方骨高度可以小到2mm。

· 除非预计需要对颊侧骨进行增量以确保足够的最终厚度（≥2mm），翻瓣范围应尽量最小化。

植入SPSI应按照以下步骤：

（1）每次窝洞预备都要先用锐利的尖钻穿透皮质骨进行定点，然后是直的先锋钻预备到设计深度（如可行的话，或可稍深一些）（需行BAOSFE术的部位除外）。此阶段未能达到适当的预备深度是后期种植失败的常见原因（图

7-17a）；

（2）在确认达到足够的预备深度后，从最小直径开始依次使用适当长度（5mm或7mm）和直径（3.8mm、4.1mm或5.0mm）的锥形成型钻，逐步小幅增大窝洞宽度（图7-26a、b）。注意不要增加备洞深度；

（3）对于所有的成型钻，必须保证钻针足够锋利以预备足够精确的种植窝洞；

（4）植入种植体前的最后一个步骤为在预备好的窝洞中插入一个形态指示器，以确保其精确密合且没有动度（图7-26c）；

（5）随后可以植入所选择的种植体，需小心，避免污染无菌的多孔烧结表面；

（6）即刻将种植体携带器卸除，使用配套的持钉器和外科锤将种植体敲击至其设计深度；多孔烧结表面和冠方的机械加工光滑颈圈均应埋入骨内；

（7）最后，使用机用六角螺丝刀安装愈合帽，封闭种植体。如果操作过程正确，操作者在使用螺丝刀时应发现种植体高度稳定，没有动度。

当SPSI被植入到上颌后牙区时，还需要考虑其他因素：

· 在上颌后牙区骨质为Ⅲ类或Ⅳ类时，在定点钻后，操作者可以直接使用提升器，以保留或挤压种植窝洞内的骨组织。或者可使用带有深度指示器的机用挤压器，从而避免使用锤子。

· 如果骨密度过高而无法使用提升器（操作人员在每次使用锤子时，无法使提升器尖端推进至少0.5mm），可以使用适当型号的锥形先锋钻进入，但不能穿破窦底（基于术

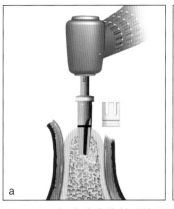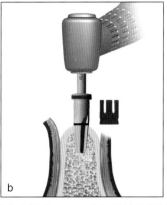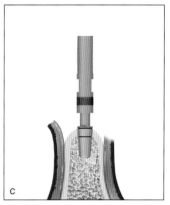

图7-26 | （a）在先锋钻后使用最小直径（3.8mm）的种植体锥形钻，使种植窝洞成型。（b） 下一步用直径4.1mm、长度适当的成型钻扩洞。如计划植入5.0mm直径种植体，则在4.1mm直径的钻针后应使用相对应的5.0mm直径的成型钻扩洞。（c）将与所选种植体长度和直径相对应的密合指示器插入预备好的窝洞，以确认窝洞形态能与种植体完全匹配。

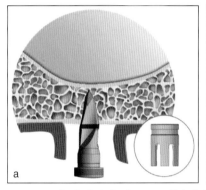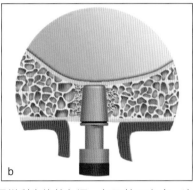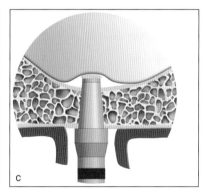

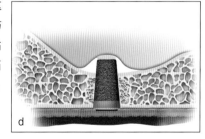

图7-27 | （a）在上颌后牙区，首先使用锐利先锋钻备洞，但不钻至窦底。这些钻中最短的长度为3mm。（b）与所选择种植体相对应的密合指示器可与外科锤一起使用，造成上颌窦底骨板骨折。它的圆钝的工作头可以将穿透黏膜的风险降到最低。（c） 如有需要，可使用内提升器进行敲击。（d）当种植体植入就位时，种植体的全长（包括机械光滑颈圈部分）应在骨面以下。

前X线片）。这些钻针的长度短至3mm（图7-27a）。

- 在使用适当的锥形先锋钻钻至即将到达窦底后，临床医生造成窦底骨板骨折并逐渐提升，同时使用末端圆钝的指示器或提升器与外科锤子一起完成锥形窝洞的成型（图7-27b～d）。

- 由于SPSI非常短，建议在BAOSFE术插入种植体前使用移植材料，目前最佳的选择是两块或更多的PRP-F。可在种植体植入前使用

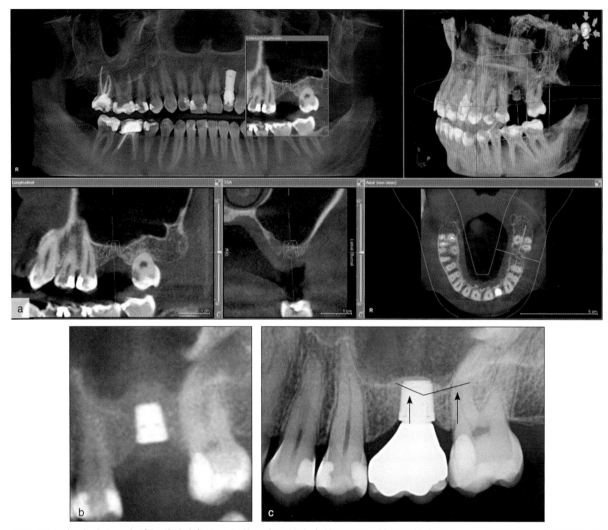

图7-28 （a）此为一名希望种植修复左上颌第一磨牙的患者的CBCT。缺牙区约有剩余3mm的窦底骨，但有足够的颊舌向牙槽嵴宽度以容纳5mm直径SPSI。（b）行BAOSFE术，使用敲击式内提升器，将上颌窦底部提升约2mm。术后X线片中可见新生的窦内成骨。（c）在负载1年后，种植体表现良好，可注意到窦内成骨发生了一定的吸收。原来的窦底几乎已无法看到（直线和箭头）。边缘骨吸收极少。（种植体型号：OT-F3；由德国不来梅的Andreas Lindemann医生提供）

合适的密合指示器的钝头，仅用手压的方式植入PRP-F。此外，通过在种植体表面滴上可从纤维蛋白凝块中挤压获得的液体，可使种植体表面覆盖自体生长因子。在提升的窦底下植入的凝块将确保种植体尖端形成足够的新骨，并封闭任何可能的小块黏膜撕裂。如图7-28所示为最近使用了5mm×5mm SPSI的病例。

结论

　　SPSI在临床上已经使用了超过20年，并且已经证明在短和超短长度上都能获得可预见的成功。它们特别适用于骨高度不足的后牙区，除Ⅰ类骨外的所有骨类型都适合该种植体，而Ⅰ类骨血供不足，无法形成骨联合（三维血管组织及骨长入种植体多孔表层）。与短MRTI和超短MRTI不同，SPSI不需要与其他种植体行夹板式连接，并且大部分都可以用正确的磨牙解剖形态进行修复。种植窝洞的预备必须十分精确以保证种植体能够压力成型并获得足够初期稳定性。需要特别注意的是，整个种植体，包括机械加工光滑颈圈部分，都应植入骨面以下，并确保颊侧以及舌侧或腭侧骨壁保持一定厚度，这将避免牙槽骨吸收（≥2mm）。如果骨壁厚度不足，应同时进行适当的硬组织移植。

参考文献

[1]Bobyn JD, Pilliar RM, Binnington AG, Szivek JA. The effect of proximally and fully porous-coated canine hip stem design on bone modeling. J Orthop Res 1987;5:393–408.

[2]Pilliar RM. Porous-surfaced metallic implants for orthopedic applications. J Biomed Mater Res 1987;21(A1 suppl):1–33.

[3]Pilliar RM. Overview of surface variability of metallic endosseous dental implants: Textured and porous surface-structured designs. Implant Dent 1998;7:305–314.

[4]Deporter DA, Watson PA, Pilliar RM, Chipman ML, Valiquette N. A histological comparison in the dog of porous-coated vs. threaded dental implants. J Dent Res 1990;69:1138–1145.

[5]Pierrisnard L, Renouard F, Renault P, Barquins M. Influence of implant length and bicortical anchorage on implant stress distribution. Clin Implant Dent Relat Res 2003;5: 254–262.

[6]Pilliar RM, Sagals G, Meguid SA, Oyonarte R, Deporter DA. Threaded versus porous-surfaced implants as anchorage units for orthodontic treatment: Three-dimensional finite element analysis of peri-implant bone tissue stresses. Int J Oral Maxillofac Implants 2006;21:879–889.

[7]Renouard F, Nisand D. Impact of implant length and diameter on survival rates. Clin Oral Implants Res 2006;17(suppl 2):35–51.

[8]Neugebauer J, Nickenig HJ, Zöller JE; Department of Cranio-maxillofacial and Plastic Surgery and Interdisciplinary Department for Oral Surgery and Implantology; Centre for Dentistry and Oral and Maxillofacial Surgery. Update on short, angulated and diameter-reduced implants. [Proceedings of the 11th European Consensus Conference (EuCC), 6 Feb 2016, Cologne, Germany]. Bonn, Germany: BDIZ EDI, 2016.

[9]Deporter DA, Pharoah M, Yeh S, Todescan R, Atenafu EG. Performance of titanium alloy sintered porous-surfaced (SPS) implants supporting mandibular overdentures during a 20-year prospective study. Clin Oral Implants Res 2014;25:e189–e195.

[10]Lekholm U, Zarb GA. Patient selection and preparation. In: Brånemark PI, Zarb GA, Albrektsson T (eds). Tissue-Integrated Prostheses: Osseointegration in Clinical Dentistry. Chicago: Quintessence, 1985:199–209.

[11]Malchiodi L, Cucchi A, Ghensi P, Consonni D, Nocini PF. Influence of crown-implant ratio on implant success rates and crestal bone levels: A 36-month follow-up prospective study. Clin Oral Implants Res 2014;25:240–251.

[12]Summers RB. The osteotome technique: Part 3—Less invasive methods of elevating the sinus floor. Compendium 1994;15:698–700.

[13]Deporter D, Todescan R, Riley N. Porous-surfaced dental implants in the partially edentulous maxilla: Assessment for subclinical mobility. Int J Periodontics Restorative Dent 2002;22:184–192.

[14]Olivé J, Aparicio C. Periotest method as a measure of osseointegrated oral implant stability. Int J Oral Maxillofac Implants 1990;5:390–400.

[15]Teerlinck J, Quirynen M, Darius P, van Steenberghe D. Periotest: An objective clinical diagnosis of bone apposition toward implants. Int J Oral Maxillofac Implants 1991;6: 55–61.

[16]Rokni S, Todescan R, Watson P, Pharoah M, Adegbembo AO, Deporter D. An assessment of crown-to-root ratios with short sintered porous-surfaced implants supporting prostheses in partially edentulous patients. Int J Oral Maxillofac Implants 2005;20:69–76.

[17]Anitua E, Alkhraist MH, Piñas L, Begoña L, Orive G. Implant survival and crestal bone loss around extra-short implants supporting a fixed denture: The effect of crown height space, crown-to-implant ratio, and offset placement of the prosthesis. Int J Oral Maxillofac Implants 2014;29: 682–689.

[18]Deporter DA, Kermalli J, Todescan R, Atenafu E. Performance of sintered, porous-surfaced, press-fit implants after 10 years of function in the partially edentulous posterior mandible. Int J Periodontics Restorative Dent 2012;32: 563–570.

[19]Deporter DA, Al-Sayyed A, Pilliar RM, Valiquette N.

"Biologic width" and crestal bone remodeling with sintered porous-surfaced dental implants: A study in dogs. Int J Oral Maxillofac Implants 2008;23:544–550.

[20]Deporter DA, Ogiso B, Sohn DS, Ruljancich K, Pharoah M. Ultrashort sintered porous-surfaced dental implants used to replace posterior teeth. J Periodontol 2008;79: 1280–1286.

[21]Sohn DS, Kim WS, Lee WH, Jung HS, Shin IH. A retrospective study of sintered porous-surfaced dental implants in restoring the edentulous posterior mandible: Up to 9 years of functioning. Implant Dent 2010;19:409–418.

[22]Malchiodi L, Ghensi P, Cucchi A, Pieroni S, Bertossi D. Peri-implant conditions around sintered porous-surfaced (SPS) implants. A 36-month prospective cohort study. Clin Oral Implants Res 2015;26:212–219.

[23]Perelli M, Abundo R, Corrente G, Saccone C. Short (5 and 7 mm long) porous implant in the posterior atrophic mandible: A 5-year report of a prospective study. Eur J Oral Implantol 2011;4:363–368.

[24]Perelli M, Abundo R, Corrente G, Saccone C. Short (5 and 7 mm long) porous implants in the posterior atrophic maxilla: A 5-year report of a prospective single-cohort study. Eur J Oral Implantol 2012;5:265–272.

[25]Deporter DA, Watson PA, Pilliar RM, Howley TP, Winslow J. A histological evaluation of a functional endosseous, porous-surfaced, titanium alloy dental implant system in the dog. J Dent Res 1988;67:1190–1195.

[26]Bain CA, Moy PK. The association between the failure of dental implants and cigarette smoking. Int J Oral Maxillofac Implants 1993;8:609–615.

[27]Bartee BK. The use of high-density polytetrafluoroethylene membrane to treat osseous defects: Clinical reports. Implant Dent 1995;4:21–26.

[28]Pilliar RM, Deporter DA, Watson PA, Valiquette N. Dental implant design—Effect on bone remodeling. J Biomed Mater Res 1991;25:467–483.

[29]Deporter DA, Todescan R, Caudry S. Simplifying management of the posterior maxilla using short, porous-surfaced dental implants and simultaneous indirect sinus elevation. Int J Periodontics Restorative Dent 2000;20:476–485.

[30]Deporter DA, Caudry S, Kermalli J, Adegbembo A. Further data on the predictability of the indirect sinus elevation procedure used with short, sintered, porous-surfaced dental implants. Int J Periodontics Restorative Dent 2005;25: 585–593.

[31]Geurs NC, Wang IC, Shulman LB, Jeffcoat MK. Retrospective radiographic analysis of sinus graft and implant placement procedures from the Academy of Osseointegration Consensus Conference on Sinus Grafts. Int J Periodontics Restorative Dent 2001;21:517–523.

[32]Rosen PS, Summers RB, Mellado JR, et al. The bone-added osteotome sinus floor elevation technique: Multicenter retrospective report of consecutively treated patients. Int J Oral Maxillofac Implants 1999;14:853–858.

[33]Toffler M. Osteotome-mediated sinus floor elevation: A clinical report. Int J Oral Maxillofac Implants 2004;19: 266–273.

[34]Corrente G, Abundo R, des Ambrois AB, Savio L, Perelli M. Short porous implants in the posterior maxilla: A 3-year report of a prospective study. Int J Periodontics Restorative Dent 2009;29:23–29.

[35]Si MS, Shou YW, Shi YT, Yang GL, Wang HM, He FM. Long-term outcomes of osteotome sinus floor elevation without bone grafts: A clinical retrospective study of 4-9 years. Clin Oral Implants Res 2016;27:1392–1400.

[36]Lundgren S, Cricchio G, Hallman M, Jungner M, Rasmusson L, Sennerby L. Sinus floor elevation procedures to enable implant placement and integration: Techniques, biological aspects and clinical outcomes. Periodontol 2000 2017;73:103–120.

[37]Toffler M, Toscano N, Holtzclaw D. Osteotome-mediated sinus floor elevation using only platelet-rich fibrin: An early report on 110 patients. Implant Dent 2010;19:447–456.

[38]Rahmani M, Shimada E, Rokni S, et al. Osteotome sinus elevation and simultaneous placement of porous-surfaced dental implants: A morphometric study in rabbits. Clin Oral Implants Res 2005;16:692–699.

[39]Kopecka D, Simunek A, Brazda T, Rota M, Slezak R, Capek L. Relationship between subsinus bone height and bone volume requirements for dental implants: A human radiographic study. Int J Oral Maxillofac Implants 2012;27: 48–54.

[40]Shanbhag S, Karnik P, Shirke P, Shanbhag V. Cone-beam computed tomographic analysis of sinus membrane thickness, ostium patency, and residual ridge heights in the posterior maxilla: Implications for sinus floor elevation. Clin Oral Implants Res 2014;25:755–760.

[41]Lin TH, Chen L, Cha J, et al. The effect of cigarette smoking and native bone height on dental implants placed immediately in sinuses grafted by hydraulic condensation. Int J Periodontics Restorative Dent 2012;32:255–261.

[42]Wallace SS, Froum SJ. Effect of maxillary sinus augmentation on the survival of endosseous dental implants. A systematic review. Ann Periodontol 2003;8:328–343.

[43]Del Fabbro M, Corbella S, Weinstein T, Ceresoli V, Taschieri S. Implant survival rates after osteotome-mediated maxillary sinus augmentation: A systematic review. Clin Implant Dent Relat Res 2012;14(suppl 1):e159–e168.

[44]Zill A, Precht C, Beck-Broichsitter B, et al. Implants inserted with graftless osteotome sinus floor elevation—A 5-year post-loading retrospective study. Eur J Oral Implantol 2016;9:277–289.

[45]Tetsch J, Tetsch P, Lysek DA. Long-term results after lateral and osteotome technique sinus floor elevation: A retrospective analysis of 2190 implants over a time period of 15 years. Clin Oral Implants Res 2010;21:497–503.

[46]Choucroun G, Mourlaas J, Kamar Affendi NH, Froum SJ, Cho SC. Sinus floor cortication: Classification and prevalence. Clin Implant Dent Relat Res 2017;19:69–73.

[47]Temmerman A, Hertelé S, Teughels W, Dekeyser C, Jacobs R, Quirynen M. Are panoramic images reliable in planning sinus augmentation procedures? Clin Oral Implants Res 2011;22:189–194.

[48]Temple KE, Schoolfield J, Noujeim ME, Huynh-Ba G, Lasho DJ, Mealey BL. A cone beam computed tomography

(CBCT) study of buccal plate thickness of the maxillary and mandibular posterior dentition. Clin Oral Implants Res 2016;27:1072–1078.

[49] Reiser GM, Rabinovitz Z, Bruno J, Damoulis PD, Griffin TJ. Evaluation of maxillary sinus membrane response following elevation with the crestal osteotome technique in human cadavers. Int J Oral Maxillofac Implants 2001;16: 833–840.

[50] Zhen F, Fang W, Jing S, Zuolin W. The use of a piezoelectric ultrasonic osteotome for internal sinus elevation: A retrospective analysis of clinical results. Int J Oral Maxillofac Implants 2012;27:920–926.

[51] Toffler M, Rosen PS. Complications with transcrestal sinus floor elevation: Etiology, prevention, and treatment. In: Froum S (ed). Dental Implant Complications: Etiology, Prevention, and Treatment, ed 2. Hoboken, NJ: Wiley, 2016: 427–456.

[52] Kim JM, Sohn DS, Bae MS, Moon JW, Lee JH, Park IS. Flapless transcrestal sinus augmentation using hydrodynamic piezoelectric internal sinus elevation with autologous concentrated growth factors alone. Implant Dent 2014; 23:168–174.

8 平台根形种植体
Plateau Root Form Implants

Rainier A. Urdaneta, DMD

众所周知，机械刺激对于机体骨维持和改建是非常重要的，而骨量的维持需要持续的负载相关的骨调节刺激[1-3]。在正常的颌骨中，机械刺激是由咀嚼力通过牙齿和牙周膜传递到牙槽骨中产生的。然而当牙齿缺失以后，由于缺乏机械刺激，牙槽骨会发生快速的吸收[4]。牙科种植体和上部的修复体形成一个功能单位将咀嚼力传递到牙槽骨上。这些功能负荷将集中在种植体周围牙槽骨的范围，因此短种植体会向牙槽骨传递更大的功能负荷[5-6]。如果这些功能负荷在生理范围内（没有引起牙槽骨微骨折和干扰骨结合），那么可以假设种植体长度越短，其对种植体周围牙槽骨潜在的有益骨改建越强。

对于传统的骨内根形螺纹种植体和柱形修复基台来说，非轴向负载将在种植体下游（远离加力侧）的牙槽骨产生压应力（参见第2章）。即使采用喷砂酸蚀表面处理技术使种植体形成中度粗糙表面，种植体上游（靠近加力侧）也会产生张应力。因此，种植体会有向远离加力侧挠曲的趋势，并将压应力施加到最冠方的3~5个螺纹上。大多数螺纹种植体最冠方螺纹处的骨会处在非功能负荷状态，最终因为失用性萎缩而丧失[7-8]。与此相反的是，平台根形（PRF）种植体通过将球形设计的修复基台与种植体相连来进行负载，以维持种植体颈部牙槽骨甚至刺激其垂直生长[9]（图8-1和图8-2）。此外，

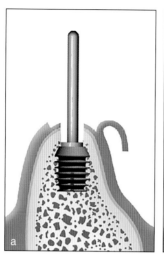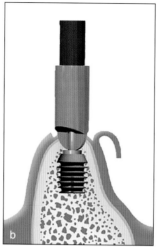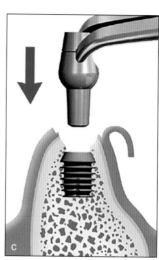

图8-1 | 在安装修复基台之前对PRF种植体冠方的牙槽骨进行预备以匹配修复基台的外形。（a）通过与种植体相连的引导杆进行定位。（b）在引导杆指示下使用龈沟扩孔钻进行骨预备。（c）安装与扩孔钻型号匹配的修复基台，使其与牙槽骨直接接触。

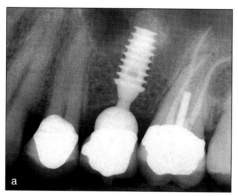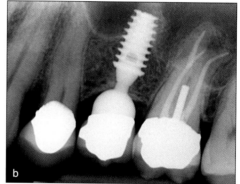

图8-2 | （a）修复体初戴时的X线片。（b）13年随访时的X线片。可以看到球形基台基底下的骨矿化显示周围极佳的骨应力传导。

种植体颈部的最冠方有个向内的斜面，具备机械加工光滑表面，使种植体直径在颈部减小，以匹配种植体-基台连接处的直径。修复基台在与种植体连接处直径较小（标准的平台转移设计），然后逐渐增宽以形成球形。PRF种植体通常会有意植入到骨下1~2mm，以确保在完成

修复后球形基台或多或少位于嵴顶水平，从而帮助将一部分功能性应力传递给牙槽骨以维持其稳定。这种种植体-基台组合可以称为骨负载（bone-loading）或者承重（load-bearing）平台转移，因为种植体被植入到合适的骨下位置后球形的修复基台能将部分负荷传递到周围的牙

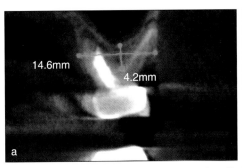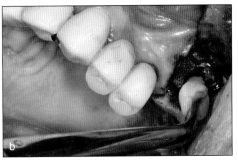

图8-3 | （a）术前CT显示左上颌第一磨牙位点骨高度不足（约4mm），而颊腭向牙槽嵴宽度>10mm。（b）拔牙后即刻植入1颗6.0mm×4.5mm PRF种植体，同期行经牙槽嵴顶的上颌窦底提升术，并植入PRP-F作为骨移植材料。 →

槽骨中[8,10]。

PRF种植体有水平向的中度粗糙翼片或者说平台，通过敲击仔细植入到精准预备后的种植窝中，并非使用手动或机用旋转植入（传统螺纹种植体的植入模式）。从应力分布的角度讲，修复基台的基底外侧可以被认为是第一螺纹或平台（将压应力传递到牙槽骨的最冠方区域）。临床研究报告基台基底外侧可发现垂直向骨生长[8,11-13]。从生物力学的角度看，相比于传统平齐骨面或者骨上植入的螺纹种植体，骨下植入的短PRF种植体和超短PRF种植体具有更好的优势。然而，骨下植入短PRF种植体和超短PRF种植体对植入位点最低剩余骨高度的要求比通常平齐牙槽骨甚至高于牙槽骨植入的相似长度螺纹种植体更高。本章总结了作者过去15年来使用短PRF种植体或超短PRF种植体的临床经验。

上颌后牙区应用PRF种植体

当上颌后牙区剩余骨高度<5mm时，经典治疗方案仍然是进行上颌窦侧壁开窗提升术并植入≥10mm的常规种植体。然而，临床研究显示相比于植入短种植体，经典治疗方案的手术花费和并发症都显著较高[14-16]。事实上，在这种病例中使用短种植体可能是较好的替代方案[17]。

没有使用短种植体经验的临床医生常会抱怨上颌后牙区使用短种植体和超短种植体太短而长期效果不佳。然而这是一个误解，相关临床研究将会反驳这一错误观点。短种植体和超短种植体的应用将避免上颌窦侧壁开窗术，而如果需要术中进行上颌窦底冲顶提升术时，可以使用自体富白细胞与血小板纤维蛋白凝块作为植骨材料[18]（图8-3）。这类材料同时具有抗炎抗菌和促进成血管与成骨的优势[19]。

C/I比和PRF种植体的受力

短种植体或超短种植体的修复会在临床中带来一系列的问题。其中一个问题就是过大的C/I比可能带来的不利影响。牙冠高度越大，则力矩越大，非轴向负荷也越大。牙冠高度每增

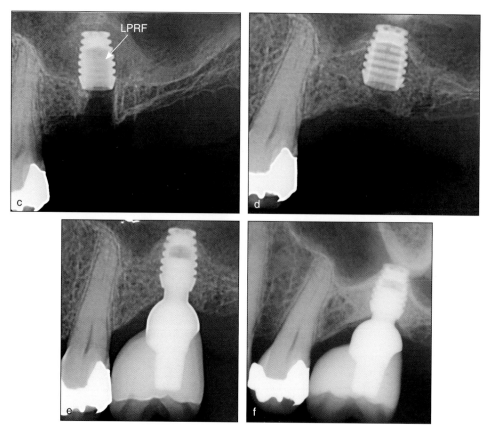

图8-3（续）｜（c）种植体植入的术后X线片。（d）经过4个多月的愈合，植入的纤维蛋白凝块已被骨替代，可进行上部修复。（e）1个月后进行最终修复（在预制基台上粘接二硅酸锂全瓷冠）。（f）种植体负载1年后的根尖X线片。注意：移植区的骨密度明显增加。

加1mm，种植体受力可能会增加20%[20-22]。在21世纪初，人们仍然认为，由于高C/I比而增加的受力可能导致种植体的微动和额外的应力集中，从而引起种植体周围骨的微骨折和骨丧失[22]。关于C/I比对螺纹种植体夹板式连接的修复影响的临床研究表明，C/I比的增加对边缘骨水平没有影响，对种植体失败也并无影响[23]。事实上，一些研究者发现对于螺纹设计的或敲击植入的多孔烧结表面种植体（SPSI）的冠根比与边缘骨吸收成反比：随着C/I比的增加，边缘骨丧失反而减少[24-25]。然而，即使对于这两种种植体

也仍然存在冠根比的上限，即过高的C/I比还是会有负面影响。

关于PRF种植体的性能，Urdaneta等[11]所报告的回顾性研究结果表明，C/I比高达4.95与单颗PRF种植体的边缘骨丧失或失败无关。在同一项研究中，研究人员还报告了边缘骨的进一步矿化，而不是有如预期的骨丧失（图8-4）。研究人员发现，短种植体周围的边缘骨密度增加（图8-5和图8-6），继而评估了可能影响这一结果的90个变量。研究发现有5个因素可能会影响单颗PRF种植体的边缘骨水平：

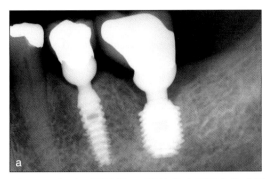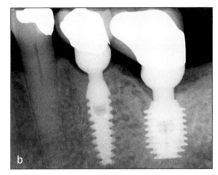

图8-4 | （a）2颗下颌PRF种植体在牙冠安装当天的根尖X线片。（b）1年后再次拍摄此根尖片。注意：种植体周围的骨相比种植体植入时有所增加。（经Urdaneta等许可转载）

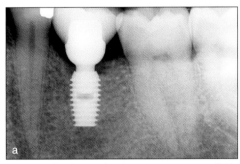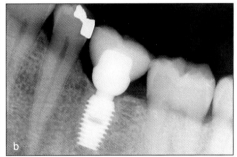

图8-5 | （a）左下颌后牙区8mm×5mm种植体的根尖X线片。采用预制钛基台和金属陶瓷冠修复。（b）8年后的根尖X线片。注意：边缘牙槽骨已向种植体-基台界面和基台的球形基底方向生长。

（1）非甾体抗炎药（NSAIDs）的每日摄入量；

（2）对颌的牙列类型；

（3）具有球形基底的钛基台；

（4）种植体表面采用羟基磷灰石涂层；

（5）种植体尺寸（8mm×5mm）。

研究发现，短而宽的种植体相比长而宽（例如11mm）的种植体更不易发生骨吸收，这表明对于不同宽度的种植体可能存在一个理想的长度。对于5mm宽的种植体，较短者可能更有利于边缘骨的稳定和矿化。这些短种植体的

临床成功，以及由于解剖学限制而需要更短的种植体的患者，也促使临床医生开始使用超短种植体（5mm和6mm长）（图8-7~图8-9）。同期发表的其他研究也令人鼓舞。例如，使用短SPSI和超短SPSI进行的回顾性研究也得出结论，C/I比对边缘骨丧失或种植失败没有显著影响[24]（参见第7章）。2012年，Urdaneta等[12]对直径均为5mm、长度不同的种植体进行了留存率的研究。研究比较了211颗超短种植体（5mm和6mm长）和199颗短种植体（8mm长）的留存率，发现两者的留存率相似。

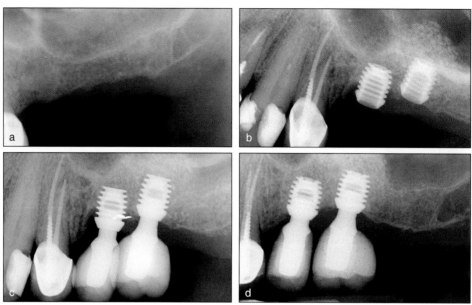

图8-6 | （a）术前X线片显示缺牙区的剩余骨高度。（b）左上颌后牙区经上颌窦内提升植入β–磷酸三钙植骨材料后，同期植入2颗6mm×5mm PRF种植体。（c）牙冠安装后的X线片。（d）4年后随访时拍摄的X线片。注意：第二前磨牙位点种植体的近中侧观察到显著的新骨形成。

另一组研究报告了短PRF种植体和超短PRF种植体在患者上颌后牙区植入后的表现，这些牙列缺损患者的上颌后牙区需具有足够的剩余骨高度以允许植入8mm或短种植体[26]。种植体植入到骨下3mm处，潜入式愈合4~6个月。为了纳入这项回顾性研究，患者需要至少有1颗5mm、6mm或8mm PRF种植体，且单冠修复后行使功能至少3年。共有65名患者植入了139颗种植体，具体分类如下：

- 5mm种植体：41。
- 6mm种植体：46。
- 8mm种植体：52。

大多数患者（75.38%）不吸烟，不经常使用非甾体抗炎药。种植体多植入到磨牙部位，修复的牙冠均为金属烤瓷冠。研究结果显示，短种植体和超短种植体的总体成功率分别为96.24%和94.39%。对数据的进一步分析表明，当C/I值>2.0时，短种植体和超短种植体的成功率分别为95.64%和93.51%。

短PRF种植体在下颌中的应用

由于下颌神经管的解剖学限制，在萎缩的下颌骨后部进行种植修复重建是具有挑战性的（参见第6章）。下颌骨后部的骨增量手术包括：Onlay植骨、牙槽骨劈开、牵张成骨、受植区的截骨或不截骨同期行Onlay植骨和牵张成骨、后牙区的倾斜种植体植入和下颌神经游

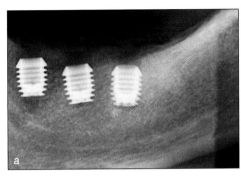
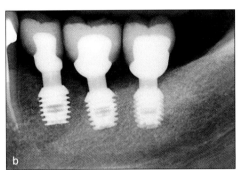
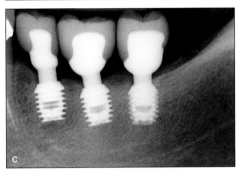

图8-7 | （a）左下颌植入3颗6mm×5mm超短种植体。注意：下颌管的接近程度。（b）牙冠安装后的X线片，显示单冠修复这3颗种植体。（c）负载1年后的随访X线片显示，牙槽骨似乎有垂直向的生长。

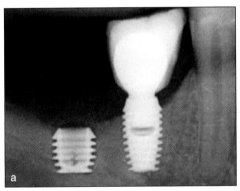
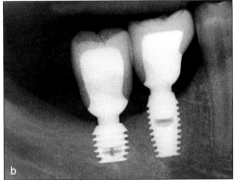
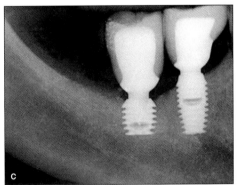

图8-8 | （a）X线片显示种植治疗包括1颗超短和1颗短PRF种植体（分别为8mm×4.5mm和5mm×5mm）。（b）超短种植体上部牙冠安装时的X线片。（c）X线片显示了2颗种植体在2年随访时的情况。（经Morgan[9]许可转载）

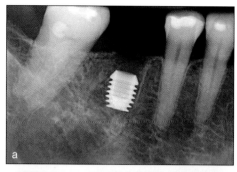
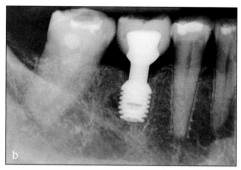
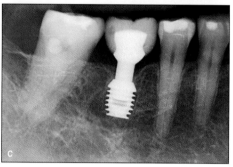

图8-9 |（a）1颗超短种植体支撑的单冠用于修复右下颌第一磨牙。（b）牙冠安装时的X线片。（c）X线片显示牙冠安装14个月后的牙槽骨处于稳定状态并有进一步的骨矿化。

离。这些技术大多数都需要医生具备外科天赋，并且通常愈合时间更久、并发症发生风险更大、失败率更高，同时治疗费用也会更高。当下颌骨只要具有足够的剩余骨支持超短种植体而无须骨增量时，临床中应仔细考虑这些治疗方案的风险和收益（图8-10）。

窄的牙间距离

文献对种植位点不损伤天然邻牙的最小安全距离多有报告但并不一致。Esposito等[27]评估了种植体和非平台转移基台，发现随着种植体与邻牙间的水平距离减小，邻牙的骨丧失相应增加。与此相反，Vela等[28]报告种植体与天然邻牙之间的距离与牙槽骨吸收没有显著的相关

性，并认为是其选用了平台转移的种植体造成了该现象。

Urdaneta等[8]评估了短PRF种植体和超短PRF种植体与邻牙间的水平距离对邻牙、种植体留存率和种植体周围骨水平的影响。研究人员回顾性地评估了206名受试者，这些受试者共植入了235颗种植体，并植入到至少1颗天然牙的附近，平均随访了42个月。为了评估邻牙的可能损伤，他们记录了邻牙的并发症，如牙髓起源的病变、随后是否需要拔牙、疼痛、牙根吸收和骨丧失，从而得出结论，即邻近天然牙植入短PRF种植体或超短PRF种植体，并不会对邻牙造成损伤或导致骨丧失或种植体失败。如图8-11所示，PRF种植体的倾斜肩台给予了骨和软组织的长入空间。尽管种植体与远中邻牙的

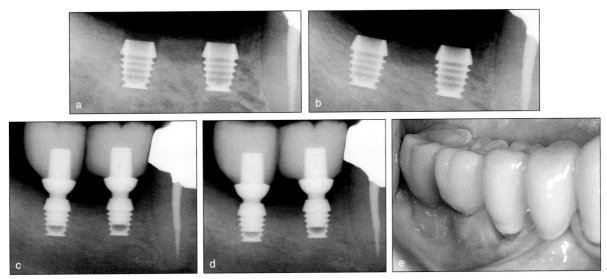

图8-10 |（a）2颗超短PRF种植体植入到右下颌后部。（b）潜入式愈合3个月后进行二期手术。（c）术后3个月行全冠修复。（d）在牙冠安装后1年的随访中所拍摄的X线片。（e）负载1年后的临床观。

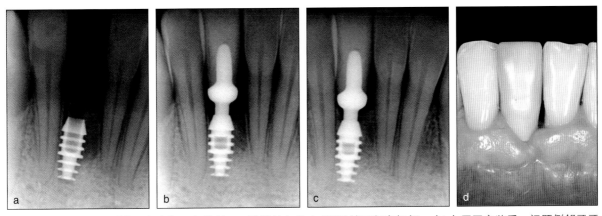

图8-11 |（a）植入到右下颌中切牙部位的PRF种植体与其中1颗天然牙紧密相邻。（b）牙冠安装后，问题侧邻牙牙槽骨似乎因为种植体的倾斜肩台而没有发生吸收。（c）在1年后的随访中，牙槽骨保持稳定，而且可以看到进一步的矿化。（d）1年后种植冠及周围软组织的临床状况。牙间隙较大一侧的龈乳头重建效果不如令人担忧的一侧。

牙根非常相近，但在其负载1年后，牙槽骨仍是稳定的（图8-11c）。

病例研究：超短、窄直径PRF种植体

以作者使用超短种植体的临床经验表明，

5mm×5mm种植体的单冠修复可以独立地支撑上颌或下颌磨牙而不会失去骨结合。然而，将种植体直径减少1mm可导致完全不同的结果。在如图8-12所示的情况下，6mm×4mm种植体用于支持下颌第二前磨牙，而5mm×4mm种植体用于支持第一磨牙。如图8-12b所示，支撑第一磨牙的种植体在负载的第1年发生失败。我们

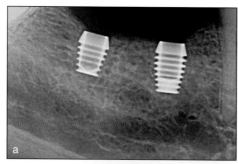
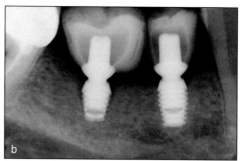
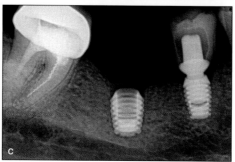

图8-12 | （a）2颗窄直径（4mm）PRF种植体植入到骨高度有限的右下颌后牙区。6mm×4mm种植体用于支持下颌第二前磨牙，而5mm×4mm种植体用于支持第一磨牙。（b）2颗种植体均为单冠修复，超短种植体在负载8个月后失败。（c）将失败的种植体替换为更宽、更长的种植体（6mm×5mm）。当使用的超短且较窄（直径≤4mm）PRF种植体修复缺失的后牙时，建议与相邻种植体行夹板式连接。

可以通过联冠修复或使用更宽的种植体来预防这种结果的发生。在此，我们使用1颗更宽、更长的种植体（6mm×5mm）来替换失败的种植体，并采用联冠进行修复。

PRF种植体成功使用的指南

对于PRF种植体的植入，使用传统的引导钻（1100r/min）进行种植窝洞的预备，预备需要比预期植入的种植体长度深1~2mm。此后，在无盐水冷却的低速（≤50r/min）下使用机头与一系列扩孔钻（直径以0.5mm递增）进行预备，某些情况下可手动使用，以尽量减少创伤并采集自体骨进行骨移植。扩孔钻的直径从2.5mm到6.0mm不等，最终钻的直径与计划植入的种植体相同。种植体根尖部成3°锥角的锥形，使用引导器和一个像SPSI一样的扳手将种植体被动植入到位，以达到最初的稳定性。与一般系统采用钛愈合帽不同的是，本系统采用塑料愈合帽调改后安装在种植体上，防止牙槽骨的覆盖。最后，把之前收集的自体骨材料应用于手术部位。手术部位采用潜入式愈合，以尽量减少骨结合阶段种植体微动的风险。其他有用的提示包括：

- PRF种植体应植入到牙槽骨最低处以下至少1mm处。
- 用于单冠修复的超短PRF种植体直径应≥4.5mm。若直径较小，应采用夹板式连接，特别是在后牙区。
- 为避免基台松动，应选择具有2.5mm深螺孔的PRF种植体。

- 当选择PRF种植体植入到近远中距有限的部位时，仅使用手持扩孔器进行窝洞预备，并且需要注意不要碰触到邻牙的牙根。
- 短PRF种植体和超短PRF种植体不能进行即刻负载。

结论

与SPSI类似，短PRF种植体和超短PRF种植体的长期效果也有充分的文献证据。与SPSI一样，种植窝洞需要按照步骤进行精确预备，因为种植体的初期稳定性主要依赖于其与牙槽骨之间紧密的嵌合。当使用超短种植体时，PRF种植体的直径应≥4.5mm，且若有可能，尽量与其他种植体行夹板式连接。只要PRF种植体植入到牙槽嵴下方，其独特的球形修复基台可提供生理学、负荷相关的骨调节刺激，最小化牙槽骨的吸收，甚至能在其行使功能后刺激牙槽骨的垂直向生长。

参考文献

[1] Wolff J. The Law of Bone Remodelling. Maquet P, Furlong R (trans). Berlin: Springer-Verlag, 1986.
[2] Frost HM. The mechanostat: A proposed pathogenic mechanism of osteoporoses and the bone mass effects of mechanical and nonmechanical agents. Bone Miner 1987;2:73–85.
[3] Hassler CR, Rybicki EF, Cummings KD, Clark LC. Quantification of bone stresses during remodeling. J Biomech 1980;13:185–190.
[4] Schropp L, Wenzel A, Kostopoulos L, Karring T. Bone healing and soft tissue contour changes following single-tooth extraction: A clinical and radiographic 12-month prospective study. Int J Periodontics Restorative Dent 2003;23:313–323.
[5] Pierrisnard L, Renouard F, Renault P, Barquins M. Influence of implant length and bicortical anchorage on implant stress distribution. Clin Implant Dent Relat Res 2003;5: 254–262.
[6] Sahrmann P, Schoen P, Naenni N, Jung R, Attin T, Schmidlin PR. Peri-implant bone density around implants of different lengths: A 3-year follow-up of a randomized clinical trial. J Clin Periodontol 2017;44:762–768.
[7] Pilliar RM, Deporter DA, Watson PA, Valiquette N. Dental implant design—Effect on bone remodeling. J Biomed Mater Res 1991;25:467–483.
[8] Urdaneta RA, Seemann R, Dragan IF, Lubelski W, Leary J, Chuang SK. A retrospective radiographic study on the effect of natural tooth-implant proximity and an introduction to the concept of a bone-loading platform switch. Int J Oral Maxillofac Implants 2014;29:1412–1424.
[9] Morgan VJ. The Bicon Short Implant: A Thirty-Year Perspective, ed 2. Chicago: Quintessence, 2018.
[10] Chou HY, Müftü S, Bozkaya D. Combined effects of implant insertion depth and alveolar bone quality on periimplant bone strain induced by a wide-diameter, short implant and a narrow-diameter, long implant. J Prosthet Dent 2010;104:293–300.
[11] Urdaneta RA, Daher S, Lery J, Emanuel K, Chuang SK. Factors associated with crestal bone gain on single-tooth locking-taper implants: The effect of nonsteroidal anti-inflammatory drugs. Int J Oral Maxillofac Implants 2011;26:1063–1078.
[12] Urdaneta RA, Daher S, Leary J, Emanuel KM, Chuang SK. The survival of ultrashort locking-taper implants. Int J Oral Maxillofac Implants 2012;27:644–654.
[13] Urdaneta RA, Rodriguez S, McNeil DC, Weed M, Chuang SK. The effect of increased crown-to-implant ratio on single-tooth locking-taper implants. Int J Oral Maxillofac Implants 2010;25:729–743.
[14] Lemos CA, Ferro-Alves ML, Okamoto R, Mendonça MR, Pellizzer EP. Short dental implants versus standard dental implants placed in the posterior jaws: A systematic review and meta-analysis. J Dent 2016;47:8–17.
[15] Fan T, Li Y, Deng WW, Wu T, Zhang W. Short implants (5 to 8 mm) versus longer implants (>8 mm) with sinus lifting in atrophic posterior maxilla: A meta-analysis of RCTs. Clin Implant Dent Relat Res 2017;19:207–215.
[16] Nisand D, Picard N, Rocchietta I. Short implants compared to implants in vertically augmented bone: A systematic review. Clin Oral Implants Res 2015;26(suppl 11):170–179.
[17] Thoma DS, Zeltner M, Hüsler J, Hämmerle CH, Jung RE. EAO Supplement Working Group 4—EAO CC 2015 short implants versus sinus lifting with longer implants to restore the posterior maxilla: A systematic review. Clin Oral Implants Res 2015;26(suppl 11):154–169.
[18] Toffler M, Toscano N, Holtzclaw D. Osteotome-mediated sinus floor elevation using only platelet-rich fibrin: An early report on 110 patients. Implant Dent 2010;19:447–456.
[19] Del Fabbro M, Corbella S, Ceresoli V, Ceci C, Taschieri S. Plasma rich in growth factors improves patients' postoperative quality of life in maxillary sinus floor augmentation: Preliminary results of a randomized clinical study. Clin Implant Dent Relat Res 2015;17:708–716.
[20] Bidez MW, Misch CE. Force transfer in implant dentistry: Basic concepts and principles. J Oral Implantol 1992;18:

264–274.

[21] Bidez MW, Misch CE. Issues in bone mechanics related to oral implants. Implant Dent 1992;1:289–294.

[22] Bidez MW, Misch CE. Clinical Biomechanics in Implant Dentistry. St. Louis: Mosby, 2008.

[23] Tawil G, Aboujaoude N, Younan R. Influence of prosthetic parameters on the survival and complication rates of short implants. Int J Oral Maxillofac Implants 2006;21: 275–282.

[24] Rokni S, Todescan R, Watson P, Pharoah M, Adegbembo AO, Deporter DA. An assessment of crown-to-root ratios with short sintered porous-surfaced implants supporting prostheses in partially edentulous patients. Int J Oral Maxillofac Implants 2005;20:69–76.

[25] Nunes M, Almeida RF, Felino AC, Malo P, de Araújo Nobre M. The influence of crown-to-implant ratio on short

implant marginal bone loss. Int J Oral Maxillofac Implants 2016;31:1156–1163.

[26] Lombardo G, Pighi J, Marincola M, Corrocher G, Simancas-Pallares M, Nocini PF. Cumulative success rate of short and ultrashort implants supporting single crowns in the posterior maxilla: A 3-year retrospective study. Int J Dent 2017;2017:8434281.

[27] Esposito M, Ekestubbe A, Gröndahl K. Radiological evaluation of marginal bone loss at tooth surfaces facing single Brånemark implants. Clin Oral Implants Res 1993;4: 151–157.

[28] Vela X, Méndez V, Rodríguez X, Segalá M, Tarnow DP. Crestal bone changes on platform-switched implants and adjacent teeth when the tooth-implant distance is less than 1.5 mm. Int J Periodontics Restorative Dent 2012;32: 149–155.

9 | 磨牙修复——超宽螺纹种植体

Ultra-Wide Threaded Implants for Molar Replacement

André Hattingh, BChD, MChD

Hugo De Bruyn, DDS, MSc, PhD

Stefan Vandeweghe, DDS, PhD

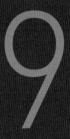科种植体广泛应用于有单颗或者更多牙齿缺失的患者，以恢复其功能、美观和生活质量。经过50多年的研究和发展，种植体的设计和表面形貌在不断改良（参见第2章），同时，我们对骨和软组织生物学的理解也在不断加深。如果我们选择了适当的病例、治疗计划和手术方案，无论种植体的长度或直径、骨质或骨量如何，成功的种植治疗效果都是可预期的。随着材料和技术的发展，种植治疗的适应证在不断扩大，治疗手段也在不断改变和提高，例如在特定条件下磨牙的即刻种植，甚至即刻负载。这些后来出现的治疗程序可以通过锥形束计算机断层成像（CBCT）和计算机交互式软件程序来实现，包括以修复为导向的虚拟手术设计和实现最佳的咬合负载。早期的手术通常为了获得最佳的手术视野进行大范围的翻瓣，CBCT的引入使用改变了这一模式。因此，不管是否即刻负载，不翻瓣的种植手术都变得更加容易实现，获得可预期的治疗效果。

Brånemark等[1]最初提出的包括初期埋入愈合的两段式手术方案对于成功的种植治疗已不再是必需。对骨和软组织生物学更好的理解使得拔牙窝的即刻种植、缺损或不足的组织再生具有可预期性，这提高了种植治疗的美学效果和患者满意度。然而，并非所有的临床医生都受过足够培训，具备熟练的操作、稳定的情绪或足够的技巧来实施要求很高的外科或修复程

序，比如磨牙的即刻种植（参见第1章）。是否所有的患者都需要先进的计算机辅助治疗技术也是值得怀疑的。此外，与自由市场经济的预期相反，尽管种植市场不断扩大，种植治疗的花费却在不断上升。经济因素已成为许多患者和临床医生的负担或者说障碍。复杂的手术方案、个性化的修复方案和更高的技术费用都导致了治疗花费日益增长。经济成本和患者的个性化问题迫使临床医生在降低治疗费用的同时，仍然需要提供及时、可预期和对患者有利的治疗。这就需要更加务实地选择病例、种植体、修复方式和手术程序（使手术更简单或直接）。

种植修复单颗磨牙的考量

在种植体留存率和硬组织重塑方面，单颗种植体的治疗在前牙区是高度可预期的[2]。而治疗结果似乎也不受以下因素影响：种植体植入相对于拔牙的时机（延期或即刻）、手术入路（是否翻瓣）或修复时机如临时牙冠的即刻修复[3-5]。美学问题通常也比较有限，尽管有时病例选择不当或种植体植入时软硬组织移植不当，会不可避免导致牙龈颊侧正中的退缩和龈乳头填充不全[6-7]。

磨牙部位的单颗种植体治疗，则经常会出现与解剖限制相关的骨量不足问题，如下颌神经血管束或上颌窦气化可能导致牙槽骨高度有限，尤其是当拔牙时没有使用位点保存或牙齿缺失超过6个月时[8-9]。此外，后牙的咬合力是前牙的2倍，可能会引起生物力学问题。虽然在种植体植入时，牙槽嵴的颊舌侧宽度不足可以通过骨劈开术来解决，但高度不足通常需要更为

复杂的骨再生程序（尤其是在后下颌骨），众所周知其效果还是不可预期且不稳定的（参见第6章）[10-11]。这些干预措施不但可能导致并发症的发生，还增加了治疗成本和种植失败的风险。

为了克服上颌窦气化引起的骨高度不足，现如今最常用的方法是上颌窦底提升术和使用包括生物材料在内的各种移植材料对其进行骨增量[12]。如果成功的话，标准长度（>8mm）的种植体可以同期或等待4个月甚至更久之后植入磨牙部位。根据剩余骨高度，我们可以通过侧壁开窗术或经牙槽嵴顶冲顶术对上颌窦底进行提升或骨增量。如果剩余骨高度为5~8mm，我们可以使用经牙槽嵴顶冲顶术，即使是在拔牙后即刻种植的病例[13-14]。然而，如果剩余骨高度<5mm（特别是螺纹种植体设计），侧壁开窗术是大多数研究者的首选方法。在这种情况下，种植体植入的时机将取决于外科医生是否有能力在剩余牙槽骨中获得种植体的初期稳定性[15]。通过适当的病例选择，两种上颌窦底提升术的成功率并无明显差异[16]。

对侧壁开窗术结果的系统评估表明，种植体失败率每年约为3.48%，3年后的累计留存率为90.1%[17]。侧壁开窗的上颌窦底提升术可伴有上颌窦黏膜穿孔的并发症，发生率近10%[18]。种植体失败和并发症（尤其是伤口裂开和感染）在吸烟者中的发生率更高[19-20]。虽然骨移植材料普遍应用于侧壁开窗术，经牙槽嵴顶的上颌窦内提升术使用骨移植材料似乎并不影响种植体的留存率或骨丧失[21]。这是因为只要种植体具有足够的初期稳定性，窦底黏膜局部抬高且没有损伤，种植体顶端周围的黏膜所形成的帐篷空间将充满血液，随后将形成新骨。另一个

系统文献回顾结果表明，种植体失败率在经牙槽嵴顶的上颌窦底内提升的部位与不需要提升的后上颌部位没有显著差异。研究报告，种植体的3年留存率为92.8%[22]。

另外一种骨增量的方法是使用自体骨块进行Onlay植骨，骨块通常取自髂骨或颅骨。然而，这些程序往往被一些患者所拒绝。根据所使用的骨移植技术，后期植于骨移植部位的种植体留存率为89.5%～100%，而这些移植骨块的主要问题是术后的骨吸收[23]。根据Dreiseidler[24]所报告，移植的自体骨块体积在头4个月可能会减少15%。然而，骨移植部位的种植体负载平均5年后，种植体的留存率在上颌和下颌可以分别达到96%和92%[25]。但是，由于移植骨块的持续吸收，植于此部位的种植体中近25%最终会发生骨丧失，尤其是机械加工光滑表面种植体[26]。

在骨吸收严重的下颌后牙区，下颌神经游离术也是一种选择。然而，尽管采用这种方法的种植体留存率很高（49个月后95.7%），但并发症和副作用也很常见[27]。例如据报告，采用这种方法治疗的患者中99.5%在至少前6个月中出现过暂时性的神经感觉障碍，而0.53%的这种损伤可能是永久性的[28]。当选择治疗方案时，患者通常更倾向于低风险、微创治疗的替代方案[29]。因此，如同在上颌后牙区一样，研究者最近也倾向于在骨吸收严重的下颌后牙区使用短种植体以简化治疗方案并降低风险。

短种植体VS标准长度种植体

在现代口腔种植学的发展阶段中，临床医生一般倾向于使用标准长度种植体（当下颌骨

高度>10mm，上颌骨高度>13mm时）[30]。这种偏好是由于早期的根形短种植体发生失败率较高。这些最初的种植体设计有的是机械加工光滑（最小粗糙度）表面，有的是钛或羟基磷灰石等离子喷涂（极度粗糙）表面，其失败率在长度<8mm时高达25%甚至更高[31-33]。然而，后期出现的中度粗糙（MR）种植体表面（如颗粒喷砂/酸蚀）无论是否具有纳米结构，都使得短种植体更为适用[34]。这些类型的种植体表面改变并加速了骨结合过程，增加了骨结合的面积，从而使短MR种植体的移除扭矩远高于较长的最小粗糙度（机械加工光滑表面）种植体[35]。通过改进外科钻孔方案提高初期稳定性，也有助于提高短MR种植体的成功率（参见第2章）。

关于短种植体的骨结合是否受到咬合负载过大的影响，最近的一项影像学研究结果表明，短（6mm）MR种植体周围的骨密度和矿化度高于较长（10mm）的同类种植体[36]。虽然一些研究者推测，增加的骨密度可能会损害正常骨重塑过程，并导致功能性负荷下的骨结合丧失，但是同样也有研究者认为，短种植体周围骨密度的增加，可能正是由于有效的力学传导至MR种植体表面，导致种植体对过大C/I比成功适应的生理过程[37]。早期，短种植体的定义为长度<10mm的种植体，后来则更明确地定义为骨内长度为8mm或更短的种植体[38]。这些短种植体显然更适合在垂直骨高度有限的部位修复缺失的磨牙。事实上，Rossi等最近报告[39]，使用6mm MR螺纹种植体植入于后牙区并采用单冠修复，其5年留存率为95%。然而，种植体的成功与否显然取决于术者，因为早期的系统评估显示，随着种植体长度从5.0mm增加到9.5mm，

种植体的留存率可从93%增加到近99%[40]。

采用短种植体植入术替代上颌窦底提升术、垂直骨增量术或下颌神经游离术等显然是可取的，因为它可以降低治疗成本、缩短治疗时间、减少所需手术次数和并发症发生率。Cochrane系统评估表明，在剩余骨高度为4~9mm的上颌后牙区，短种植体的治疗效果似乎与上颌窦底提升同期植入长种植体的治疗效果类似[41]。这挑战了之前的治疗观念，即上颌窦底提升术才是骨萎缩后牙区种植体植入的首选治疗方法，而不是在剩余牙槽骨中植入较短的种植体。研究发现，在萎缩后牙区植入短种植体与上颌窦底提升后植入较长的种植体相比较，两者成功率相似[42-43]。即使在极端情况下，即在严重萎缩的下颌后牙区植入4mm超短MR种植体，与植入10mm种植体相比，两者1年后的结果无明显差异。超短种植体显示出相似的共振频率稳定性测量值，也并无更多的骨丧失[44]。

虽然短种植体可作为一个首选的治疗方案，但在上部修复后，也确实可能会导致不利的C/I比。然而，没有充分的证据表明，这种情况与更多的骨丧失或种植体失败有关[45-46]。另一方面，当C/I比增大时，由于功能性负载的应力增加，则可能出现更多的机械和修复相关并发症，尤其是独立的单冠[47]。而有助于减小种植体过度负载的方法包括：实现尖牙引导、使用多颗种植体行夹板式连接、避免悬臂和植入更多的短种植体[48-49]，另一种可能性是使用更大直径种植体来减少功能负载产生的弯曲力矩，从而减少对牙槽骨产生的应力，同时也在种植体–冠界面提供更宽修复平台的力学优势。短而宽的种植体可以提供一种微创的方法来修复缺失的磨牙。

短而宽的种植体

在磨牙部位植入正常直径种植体（此处定义为3.5~4.5mm）可能会带来许多问题。如果要修复1颗以上的磨牙（或1颗磨牙和前磨牙缺失），植入多颗正常直径种植体（每颗缺失的牙齿使用1颗种植体）并使用联冠修复可以很好地发挥作用。然而，如果用正常直径种植体代替单颗磨牙，由于非轴向负载、较小的穿龈轮廓和长期的生物力学过载，可能会出现机械并发症。使用直径为6~9mm的超宽锥形种植体和较宽的修复平台则可以克服这些问题，因为其负载承受能力较强，即使在即刻负载时也可以胜任（图9-1）。较宽直径种植体可增加种植体的初期稳定性，增加骨结合的面积，并减少种植体周围的骨应力和骨吸收。较宽直径种植体也易于形成良好的修复穿龈轮廓，再结合运用平台转移技术，可有利于维持种植体周围的骨水平[50]。

基于系统评估和Meta分析，超宽种植体的5年留存率在回顾性研究中约为92.7%，而在纳入标准更严格的前瞻性研究中为97.8%[51]。Vandeweghe等[52]回顾性研究了93颗MAX种植体（Southern种植体），种植体为具有超宽体部的锥形种植体（图9-2）。种植体表面中度粗糙，长度为7~13mm，宽度为8~9mm。超过一半的种植体植入于上颌骨（63%，59颗种植体）。大多数种植体为即刻种植（74.2%），其余的植入于愈合的拔牙部位。29颗种植体（31.2%）为即刻负载（术后72小时内进行功能性负载）。平均负载14个月后，不论种植体长度如何，

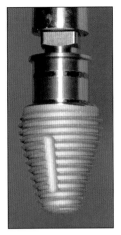

图9-1 | MAX种植体（Southern种植体）是具有超宽体部的锥形种植体。直径为6~9mm。它能提供多种不同的修复体连接方式，并可平台转移。

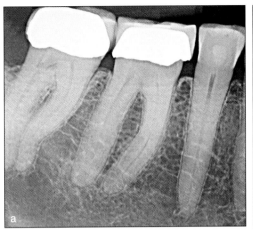

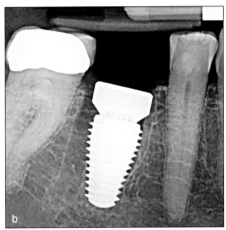

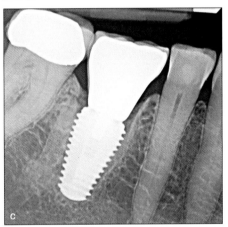

图9-2 | （a）由于继发龋齿，右下颌第一磨牙必须拔除。（b）拔掉牙齿后，即刻植入直径为7mm的MAX种植体。（c）种植体负载1年后的X线片，显示其稳定的骨水平，几乎没有骨丧失。

种植体的总留存率为95.7%。然而，根据骨丧失定义的种植体成功率略低，为91.4%。即刻种植（89.9%）和即刻负载（86.2%）的种植体成功率低于延期种植（95.8%）和延期负载（93.5%）的种植体，尽管没有统计学上的显著差异。因此，磨牙部位的即刻种植、即刻负载是一种可选的治疗方案，但显然需要非常小心才能获得预期的成功。

超宽种植体的表面积也较大，功能性负载下可具有较高的初期稳定性和良好的骨结合，这样如果需要也可以应用短种植体（7mm）（图9-3）。这些种植体植入需要非常高的植入扭矩，使得它们的植入尤其是在下颌骨后部具有挑战性，但植入扭矩过大造成的骨坏死至今尚未有报告。为支持这一观察结果，最近的研究对比种植体的高植入扭矩与低植入扭矩，未能证明其边缘骨丧失或种植体的失败率之间具有显著差异[53]。这可能是由于超宽种植体的植入扭力分散在一个较大的接触面上，所以对种植体周围骨的影响似乎有限。

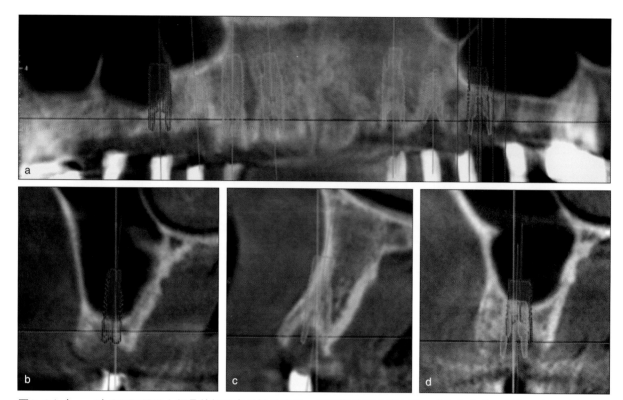

图9-3 |（a~d）CBCT显示上颌骨前部具有足够的骨量，但后部的骨高度有限；磨牙部位充足的颊舌侧骨宽度允许一步法植入短、超宽（7mm×7mm）种植体，而不需要额外的上颌窦底提升程序。　→

Vandeweghe等[54]评估了8mm或9mm宽的锥形短种植体在上颌后牙区的应用，以避免上颌窦底提升术，随访期仅有15个月。采用延期负载方案，在拔牙窝行即刻种植的种植体留存率为100%，而延期植于愈合部位的种植体留存率仅为95.2%。所选用的种植体比可用的剩余骨高度长，这意味着在种植体植入时窦底黏膜略有抬高，而且没有植入骨移植材料。如图9-4所示的一个临床病例，其影像学证据表明种植体顶端在7年的随访中具有新骨形成。

宽径种植体的即刻种植

一般认为，在可行的情况下，拔牙后应尽快植入种植体，以避免不必要的牙槽骨吸收，而这种单纯的种植体植入术，也避免了日后额外的植骨程序造成的风险。即刻种植较短且宽径的种植体可克服牙槽骨高度降低的问题，尤其适用于上颌磨牙区。这种方法可最大限度地利用骨量，从而增加种植体的初期稳定性。有越来越多的证据（包括系统评估在内）表明在

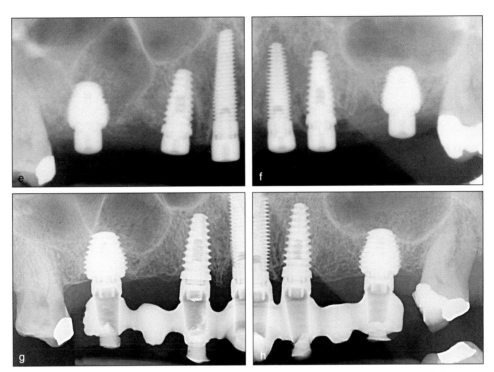

图9-3（续）|（e、f）这些X线片是在种植体植入后立即拍摄的，尽管剩余骨高度有限，超宽种植体需要60Ncm的初始植入扭矩。（g、h）这些X线片拍摄于植入术后3年，显示了稳定的种植体周围骨水平以及窦底的骨重建和新骨形成。

磨牙位置拔牙后即刻种植与牙槽窝完全愈合后种植具有相似的种植体留存率（高达97%），这说明即刻种植方案可被广泛推广应用[55]。然而，经验、学习曲线、合适的病例选择和准确的执行治疗程序仍然是取得成功的关键。本章接下来提供了使用短的超宽种植体进行磨牙区即刻种植时的临床方案和指南。

治疗方案举例

如图9-5和图9-6所示，分别描述了上颌和下颌磨牙即刻种植的模拟手术方案。对于上颌磨牙，种植位点最少有4~5mm的剩余骨高度，可考虑使用7mm种植体。理想情况下，拔牙和种植过程都不需要翻起黏骨膜瓣。为了避免牙折裂或对周围骨造成损伤，建议不要用拔牙钳进行常规拔除术。取而代之使用高速车针，在釉牙骨质界磨去牙冠（图9-5a、b）。去冠后，术者可对根分叉和根解剖进行适当的检查。在拔除牙根之前，使用尖锐的三棱锥形钻在根分叉处钻孔，确定种植体近远中向和颊舌向或颊腭向的理想位置（图9-5c）。接着使用扩孔钻

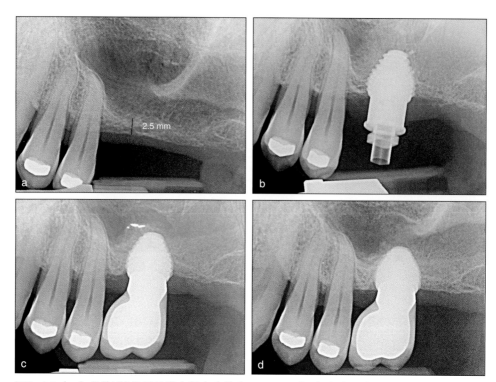

图9-4 | （a）术前X线片显示剩余骨高度约为2.5mm。（b）这张图像是在植入7mm×8mm MAX种植体后立即拍摄的，术中用配套的骨凿提升上颌窦底，未出现上颌窦黏膜穿孔。（c）这张图像是在安装牙冠时拍摄的，可见种植体根部附近骨生长，尽管未使用任何植骨材料。（d）7年后X线片证实骨水平仍然稳定，并且种植体根方有骨形成。

（图9-5d~f）预备种植窝至设计的全长，除非有穿透上颌窦底的风险。记住预备深度必须允许种植体位于牙槽嵴顶下2mm，以获得最佳治疗效果。如果需要的话，可在预备种植窝前用像Summers[13]这样的传统的手持内提升器制造上颌窦底骨壁骨折。这个步骤将避免损伤上颌窦黏膜，特别对愈合位点上预备MAX种植体的窝洞来说是必需的。在进一步的预备前，剩余牙根被非创伤性拔除（图9-5g、h）。保留牙周膜的残余组织，其中的血管复合体可促进局部愈合过程。进一步的预备应继续使用直径5mm的锥形钻，接着使用合适的专用MAX钻头，如果需要，可与手持内提升器交替使用，以避免上颌窦底黏膜损伤。使用深度指示器（图9-5i、j）指示种植体的正确位置。如种植窝位于牙槽嵴顶下2mm，颊侧骨壁和种植体之间至少有2~3mm的水平间隙。种植体植入前用手动扭力扳手和螺纹成型钻进行攻丝，完成种植窝的最后预备（图9-5k）。种植体植入后应不接触颊侧骨壁，但应仍具有较高的初期稳定性（图9-5l~n）。如果在这些步骤中发生上颌窦黏膜穿孔，种植体会有效地将黏膜封闭。

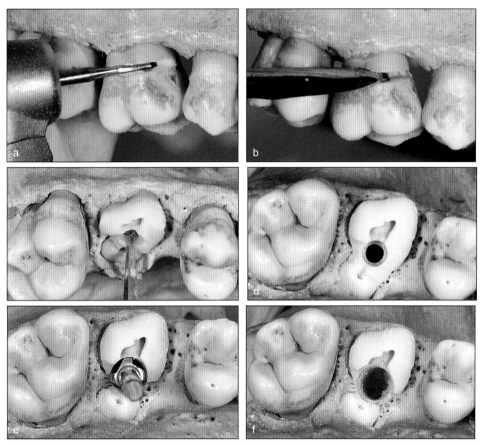

图9-5 |（a~n）上颌磨牙区模拟即刻种植。注意在通常情况下，上颌第一磨牙近中牙槽骨量要大于远中牙槽骨（通常骨密度也更大），在种植窝预备时可能导致钻头位置向远中偏移。

在下颌后牙区植入MAX种植体的程序如图9-6所示。牙槽窝的解剖结构将决定所选择的种植体的长度。若需要对根部进行预备以稳定种植体，这通常会导致种植窝太深，以至于无法容纳7mm MAX种植体。在下颌后牙区，通常需要9mm或11mm MAX种植体来获得足够的稳定性，当然，种植窝预备完成后根部应至少有2mm的剩余骨高度，以避免损伤下颌神经[56]。为了增加安全性，不建议使用下颌神经阻滞麻醉。

超宽种植体植入指南

Vandeweghe等[57]评估了98颗超宽种植体，治疗程序如图9-5和图9-6所示，平均随访20个月后，种植体成功率为97.9%，平均骨吸收约为0.38mm（图9-7和图9-8）。然而，想要取得成功，术者必须严格遵守治疗程序。为了进一步帮助新手以简化超宽直径种植体的病例选择和手术过程，我们制定了以下12条指南：

（1）超宽种植体是为磨牙拔牙后即刻种植设计的，这是其主要适应证；

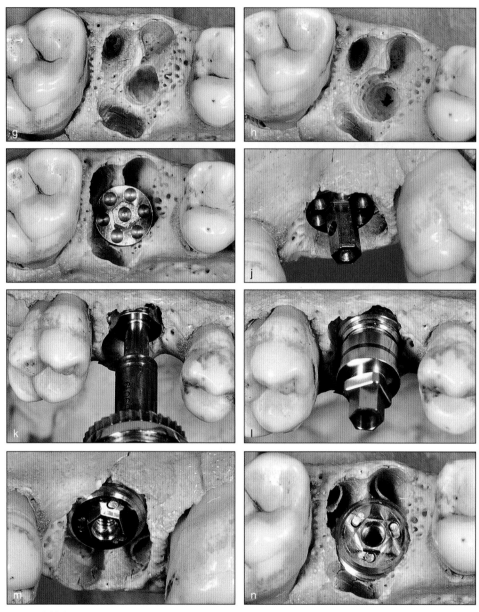

图9-5（续）

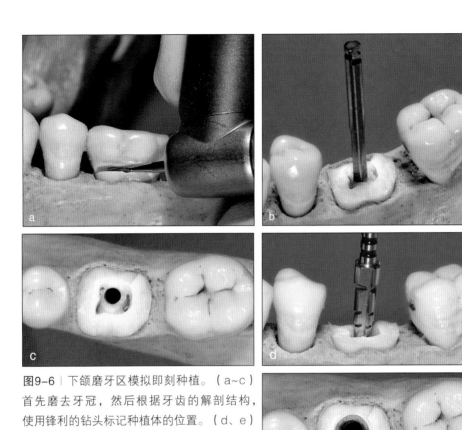

图9-6 | 下颌磨牙区模拟即刻种植。（a~c）首先磨去牙冠，然后根据牙齿的解剖结构，使用锋利的钻头标记种植体的位置。（d、e）在达到预定深度后，使用锥形钻扩大种植窝。

（2）在考虑使用超宽直径种植体时，必须注意患者的牙龈生物型。应避免在薄龈型患者中使用，除非已经进行了软组织增量，而厚和中厚的牙龈型是合适的。此外，角化龈应至少有2mm厚、2mm宽；

（3）不要使用下颌神经阻滞麻醉，以免在钻孔过程中损伤下颌神经；

（4）最好选择不翻瓣手术；

（5）拔除磨牙时应格外小心，以免伤及周围的骨组织。传统的拔牙钳是禁忌，特别是对于有根分叉的磨牙。如果有必要使用，拔牙钳只能用作帮助牙齿初步移动。必须用高速车针磨去牙冠，然后小心地分离牙根。在拔除单个牙根时不能损伤周围的骨；

（6）种植窝的制备应逐步进行。首先用尖锐的三棱锥形钻进行定点，接着用窄径先锋钻在牙槽窝内达到预定深度。然后用扩孔钻按顺序逐级扩大位点直至可容纳设计的种植体。预

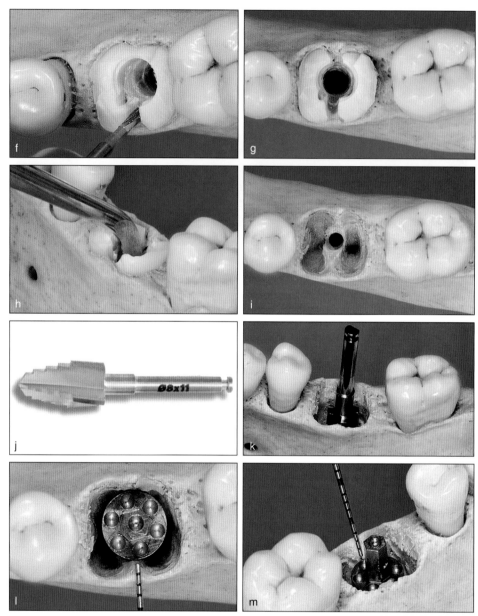

图9-6（续） | （f~i）额外的切割是为了分根拔牙。（j、k）专用的MAX钻头将种植窝准备到其最终尺寸。（l、m）为了骨改建做准备，将种植窝置于牙槽嵴顶下2mm，颊侧骨壁和种植体之间留有2~3mm的水平间隙。　　　　　　　　　　　　　　　　　　➡

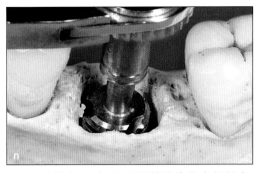
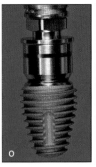
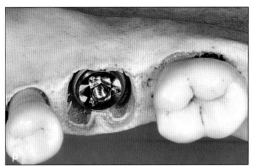
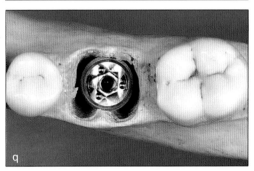

图9-6（续）｜（n）由于种植体的直径很宽，建议使用手动扭矩扳手对种植窝进行攻丝，以便在植入过程中顺利准确地定位。（o~q）种植体植入后具有较高的初期稳定性，不接触颊侧骨壁并位于牙槽嵴顶下2mm。

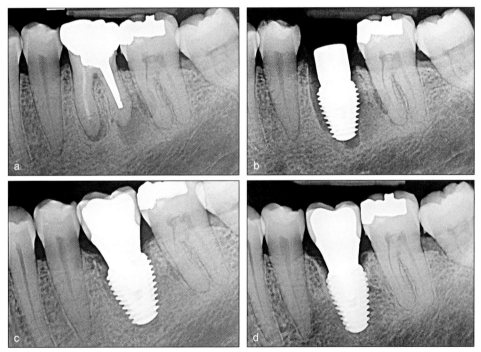

图9-7｜（a）由于根尖周感染和大范围的修复材料，需要拔除左下颌第一磨牙。（b）拔牙后，即刻植入1颗超宽种植体（9mm×7mm）。（c）3个月后，安装烤瓷牙冠。（d）术后4年的随访X线片。种植体边缘骨水平是稳定的。

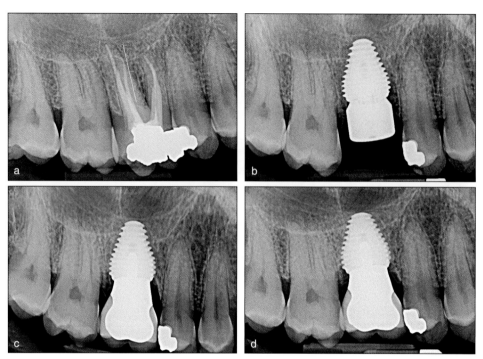

图9-8 | （a）右上颌第一磨牙由于发生沿牙体长轴的根折被拔除。（b）拔牙后即刻植入1颗超宽种植体（9mm×8mm）。（c）4个月后，安装螺丝固位的烤瓷冠。（d）术后3年的X线片，显示种植体周围骨水平稳定。

备的最后一步通过手机或手动的方式（如疏松的上颌骨或致密的下颌骨）用螺纹成型钻进行攻丝，形成孔内壁与种植体螺纹相应的形态。使用螺纹成型钻的另一个好处是可以反馈预测需要多大的扭力植入种植体；

（7）种植体就位后，绝对不能与种植窝的颊侧骨壁有接触。若两者接触，将导致骨吸收和颊侧种植体螺纹暴露等严重后果（这与任何牙位即刻种植遵循的规则相同）；

（8）种植体必须达到正确的预计深度。不准确的种植深度是植入超宽种植体时最常见的错误之一。防止这种错误发生的最佳方法是在手术前使用CBCT设计手术方案，确定种植窝预

备深度。如果从手术一开始就精确地达到计划的深度，种植窝制备的其余步骤仅是在正确的植入深度下扩孔。注意：在种植窝制备结束时不可能再调整预备深度；

（9）建议在植入种植体前，将相应的测量杆或攻丝钻插入种植窝，在临床和影像学上验证钻孔的方向与位置（图9-5i、j和图9-6l）。在这一阶段，还应使用牙周探针测量，以确保颊侧种植窝的内侧和种植体之间至少有2mm的水平间隙。种植体的植入深度也必须用同一探针进行验证，以保证种植体领口顶缘位于颊侧骨壁最低点下2mm处；

（10）术者应预期到MAX种植体需要比标

准直径种植体更大的植入扭力。这对于宽颈种植体来说是无法避免的。最终植入扭力达到70Ncm是完全可被接受且安全的。偶尔会需要>70Ncm的力，但如果仔细遵循种植窝预备的原则，这种情况通常不应该出现；

（11）软组织位置与种植体周围的空隙处理对于无障碍愈合和种植体周围最佳骨水平的重建至关重要。宽大的愈合帽有利于形成良好的黏膜封闭，而在愈合帽的近中和远中采取简单的悬吊缝合，可以确保种植体周围充足的软组织量（图9-9）。水平褥式缝合也有助于减小愈合帽周围软组织张力。在愈合帽水平的剩余空隙都可用可塑的胶原填塞；

（12）位于磨牙区域的单颗超宽种植体应在骨结合4个月后负载。然而，如果超宽种植体是全颌义齿结构的一部分，且义齿有其他的种植体支撑，那么即刻负载也是可以预期的。

病例展示

接下来图9-10～图9-15展示了一些遵循上述原则的典型成功病例。如果违背原则操作，则可能出现并发症。例如，种植体距离颊侧骨壁太近会导致骨吸收（图9-16）。极端的并发症如图9-17所示。图9-18展示了一个病例，1颗11mm×9mm超宽种植体被植入到愈合的右下颌第一磨牙处。术者未能将种植体领口顶缘置于颊侧骨壁最低点下2mm处。在安装牙冠时发现了大量的骨吸收。种植体位置不准确也导致

没有足够的修复空间来形成良好的解剖牙冠。颊侧骨吸收会导致临床上出现牙龈退缩和靠近冠部的种植体螺纹暴露。进而导致颊侧软组织发生慢性炎症。手术中的错误操作如图9-19所示。这个病例在制备种植窝时应更靠近近中，防止钻头长轴向远中偏移。在上颌磨牙区往往发现近中牙槽骨体积和密度要远大于远中牙槽骨（图9-5f～h）。因此需要术者有意识地将先锋钻长轴偏向近中方向，即使出现钻头长轴向远中偏移的现象，种植窝也不会距离远中磨牙太近。

结论

用种植体即刻替换磨牙是一种理想的治疗方法，因为它大大减少了治疗时间和成本。一种中度粗糙表面短且超宽锥形螺纹种植体是对磨牙区域种植体的重要补充。它颈部的超宽平台使得磨牙牙冠可位于正确的解剖位置。但是，术者必须严格遵守制造商推荐的手术规程。首先，拔牙后颊侧牙槽窝骨壁必须是完整的。其次，选择合适的种植体直径，它必须保证颊侧种植窝的内侧和种植体之间至少有2mm的水平距离。方案设计时进行CBCT扫描有助于术者的判断。接下来，种植体必须埋入颊侧骨壁最低点以下2mm处，以避免颊侧骨吸收，并为最终修复留出足够的修复空间。最后，必须注意钻头长轴不能太偏向远中，可能会出现牙冠形态不佳或损伤邻牙等情况。

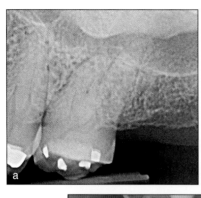
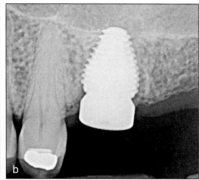
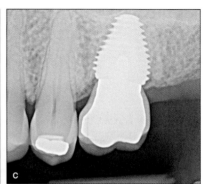
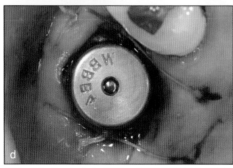
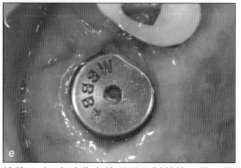

图9-9 | （a）左上颌第一磨牙由于龋齿需要被拔除。（b）该位点拔牙后即刻种植，植入超宽种植体（9mm×8mm），4个月后负载。（c）1年后，种植体周围骨水平与基线（手术）相比几乎没有变化。（d）种植体植入时，使用宽颈愈合帽和褥式缝合，在愈合帽水平填塞止血胶原，以形成良好的软组织封闭。（e）2周后软组织愈合情况。

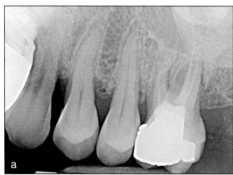
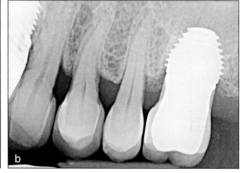

图9-10 | （a）左上颌第一磨牙由于根管治疗后并发症需要拔除。（b）该位点拔牙后即刻种植，植入超宽种植体（7mm×8mm），图为术后8年的X线片。

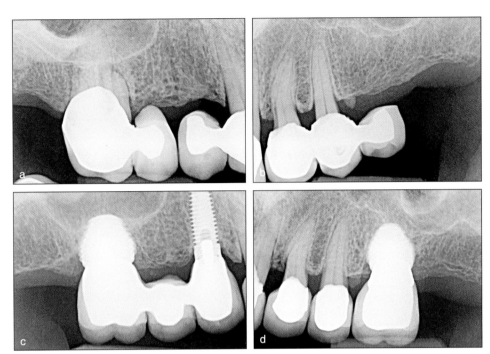

图9-11 | （a、b）该患者在右上颌第一磨牙拔除后行即刻种植手术，在左上颌第一磨牙拔除术后愈合的位点处行种植手术。（c、d）两侧种植体均为超宽种植体（7mm×8mm），图为术后2年的随访X线片。

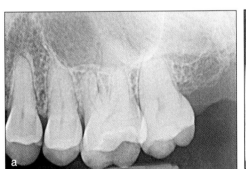

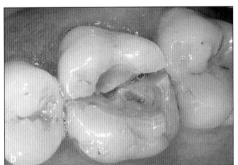

图9-12 | （a）折裂的左上颌第一磨牙需要被拔除。（b）临床上观察到的折裂线。（c）拔牙后即刻种植1颗超宽种植体（7mm×8mm）。图为术后5年的X线片。

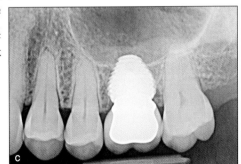

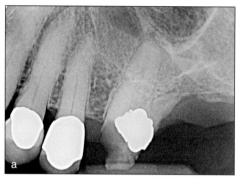
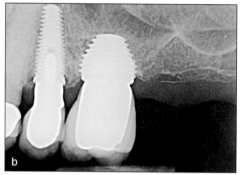

图9-13 （a）左上颌第一磨牙无法行牙体治疗，此处骨量有限。（b）1颗超宽种植体（7mm×8mm）在左上颌第一磨牙拔除后即刻种植，图为术后9年的随访X线片。在该手术完成后数年，相邻的前磨牙处植入了1颗标准种植体。

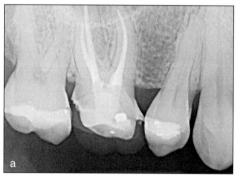
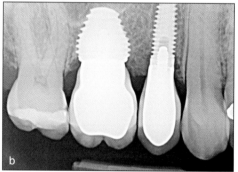

图9-14 （a）折裂的右上颌第一磨牙。（b）拔牙后即刻种植1颗超宽种植体（7mm×8mm）。图为术后5年的X线片。邻牙在该手术完成后数年也进行了种植手术。

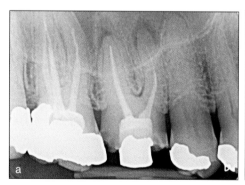
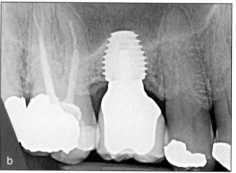

图9-15 （a）右上颌第一磨牙由于根管治疗后并发症需要拔除。（b）拔牙后即刻种植1颗超宽种植体（7mm×7mm），图为术后3年的X线片。

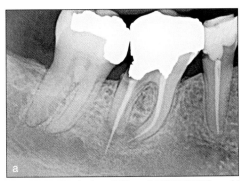
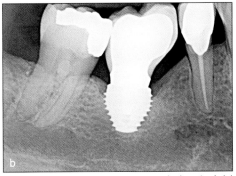

图9-16 | （a）右下颌第一磨牙需要拔除。（b）1颗超宽种植体（7mm×8mm）在下颌右侧第一磨牙拔除后即刻种植，但是种植位置离颊侧骨壁太近。如术后3年的X线片所示，出现了大量不理想的骨吸收。

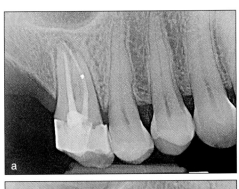
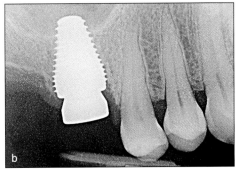

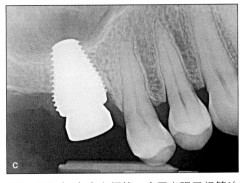
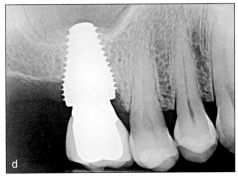

图9-17 | （a）右上颌第一磨牙出现了根管治疗后并发症。（b）拔牙后即刻植入1颗超宽种植体（11mm×9mm）。（c）种植体远中侧未充分埋入牙槽骨内，4个月后远中骨高度明显下降。（d）尽管如此，种植体仍安装了上部修复体，但在第1年内，由于骨和软组织大量损失，颊侧和远中的种植体螺纹大部分暴露于口内。（e）失败种植体的口内临床情况。

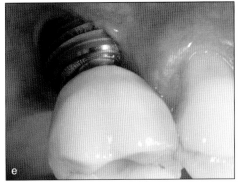

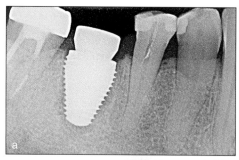
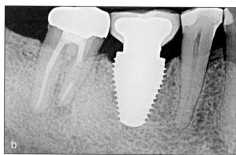

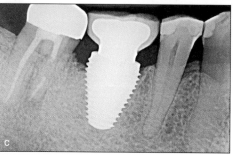

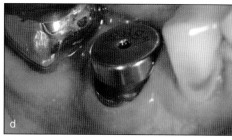
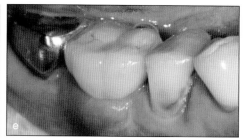

图9-18 |（a）右下颌第一磨牙拔牙窝愈合后植入1颗11mm×9mm超宽种植体。但术者未能将种植体领口顶缘置于颊侧骨壁最低点下2mm处。（b）骨吸收在安装牙冠时就已很明显。注意：由于不正确种植体位置导致的不合理的牙冠形状。（c）1年后种植体周围骨高度进一步降低。（d）种植体领口顶部在修复前就已暴露于口内。（e）戴入牙冠后，颊侧软组织发生了慢性炎症。

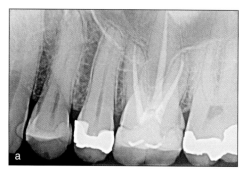
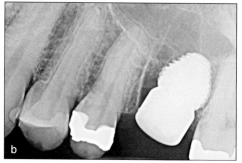

图9-19 |（a）左上颌第一磨牙发生根折。（b）即刻植入1颗超宽短种植体，但是由于备洞失误导致种植体根尖偏远中，即刻取出该种植体并等待牙槽嵴完全愈合后再行治疗。

参考文献

[1]Adell R, Lekholm U, Rockler B, Brånemark PI. A 15-year study of osseointegrated implants in the treatment of the edentulous jaw. Int J Oral Surg 1981;10:387–416.

[2]Slagter KW, den Hartog L, Bakker NA, Vissink A, Meijer HJ, Raghoebar GM. Immediate placement of dental implants in the esthetic zone: A systematic review and

pooled analysis. J Periodontol 2014;85:e241–e250.

[3]Cosyn J, Eghbali A, Hanselaer L, et al. Four modalities of single implant treatment in the anterior maxilla: A clinical, radiographic, and aesthetic evaluation. Clin Implant Dent Relat Res 2013;15:517–530.

[4]De Bruyn H, Atashkadeh M, Cosyn J, van de Velde T. Clinical outcome and bone preservation of single TiUnite implants installed with flapless or flap surgery. Clin Implant Dent Relat Res 2011;13:175–183.

[5]De Rouck T, Collys K, Cosyn J. Single-tooth replacement in the anterior maxilla by means of immediate implantation and provisionalization: A review. Int J Oral Maxillofac Implants 2008;23:897–904.

[6]Cosyn J, Eghbali A, Hermans A, Vervaeke S, De Bruyn H, Cleymaet R. A 5-year prospective study on single immediate implants in the aesthetic zone. J Clin Periodontol 2016;43: 702–709.

[7]Le B, Burstein J. Esthetic grafting for small volume hard and soft tissue contour defects for implant site development. Implant Dent 2008;17:136–141.

[8]Darby I, Chen ST, Buser D. Ridge preservation techniques for implant therapy. Int J Oral Maxillofac Implants 2009;24(suppl):260–271.

[9]Covani U, Ricci M, Bozzolo G, Mangano F, Zini A, Barone A. Analysis of the pattern of the alveolar ridge remodelling following single tooth extraction. Clin Oral Implants Res 2011;22:820–825.

[10]Bassetti MA, Bassetti RG, Bosshardt DD. The alveolar ridge splitting/expansion technique: A systematic review. Clin Oral Implants Res 2016;27:310–324.

[11]Zakhary IE, El-Mekkawi HA, Elsalanty ME. Alveolar ridge augmentation for implant fixation: Status review. Oral Surg Oral Med Oral Pathol Oral Radiol 2012;114(5 suppl): S179–S189.

[12]Browaeys H, Bouvry P, De Bruyn H. A literature review on biomaterials in sinus augmentation procedures. Clin Implant Dent Relat Res 2007;9:166–177.

[13]Summers RB. The osteotome technique: Part 3—Less invasive methods of elevating the sinus floor. Compendium 1994;15:698–700.

[14]Fugazzotto PA. Sinus floor augmentation at the time of maxillary molar extraction: Technique and report of preliminary results. Int J Oral Maxillofac Implants 1999;14:536–542 [erratum 1999;14:902].

[15]Lundgren S, Cricchio G, Hallman M, Jungner M, Rasmusson L, Sennerby L. Sinus floor elevation procedures to enable implant placement and integration: Techniques, biological aspects and clinical outcomes. Periodontol 2000 2017;73:103–120.

[16]Tetsch J, Tetsch P, Lysek DA. Long-term results after lateral and osteotome technique sinus floor elevation: A retrospective analysis of 2190 implants over a time period of 15 years. Clin Oral Implants Res 2010;21:497–503.

[17]Pjetursson BE, Tan WC, Zwahlen M, Lang NP. A systematic review of the success of sinus floor elevation and survival of implants inserted in combination with sinus floor elevation. J Clin Periodontol 2008;35(8 suppl):216–240.

[18]Schwarz L, Schiebel V, Hof M, Ulm C, Watzek G, Pommer B. Risk factors of membrane perforation and postoperative complications in sinus floor elevation surgery: Review of 407 augmentation procedures. J Oral Maxillofac Surg 2015;73:1275–1282.

[19]Ghasemi S, Fotouhi A, Moslemi N, Chinipardaz Z, Kolahi J, Paknejad M. Intra- and postoperative complications of lateral maxillary sinus augmentation in smokers vs nonsmokers: A systematic review and meta-analysis. Int J Oral Maxillofac Implants 2017;32:759–767.

[20]Lin TH, Chen L, Cha J, et al. The effect of cigarette smoking and native bone height on dental implants placed immediately in sinuses grafted by hydraulic condensation. Int J Periodontics Restorative Dent 2012;32:255–261.

[21]Chen MH, Shi JY. Clinical and radiological outcomes of implants in osteotome sinus floor elevation with and without grafting: A systematic review and a meta-analysis [epub ahead of print 12 Jan 2017]. J Prosthodont doi: 10.1111/jopr.12576.

[22]Tan WC, Lang NP, Zwahlen M, Pjetursson BE. A systematic review of the success of sinus floor elevation and survival of implants inserted in combination with sinus floor elevation. Part II: Transalveolar technique. J Clin Periodontol 2008;35(8 suppl):241–254.

[23]Aloy-Prósper A, Peñarrocha-Oltra D, Peñarrocha-Diago M, Peñarrocha-Diago M. The outcome of intraoral onlay block bone grafts on alveolar ridge augmentations: A systematic review. Med Oral Patol Oral Cir Bucal 2015;20: e251–e258.

[24]Dreiseidler T, Kaunisaho V, Neugebauer J, Zöller JE, Rothamel D, Kreppel M. Changes in volume during the four months' remodelling period of iliac crest grafts in reconstruction of the alveolar ridge. Br J Oral Maxillofac Surg 2016;54:751–756.

[25]Fretwurst T, Nack C, Al-Ghrairi M, et al. Long-term retrospective evaluation of the peri-implant bone level in onlay grafted patients with iliac bone from the anterior superior iliac crest. J Craniomaxillofac Surg 2015;43:956–960.

[26]De Bruyn H, Bouvry P, Collaert B, De Clercq C, Persson GR, Cosyn J. Long-term clinical, microbiological, and radiographic outcomes of Brånemark implants installed in augmented maxillary bone for fixed full-arch rehabilitation. Clin Implant Dent Relat Res 2013;15:73–82.

[27]Ferrigno N, Laureti M, Fanali S. Inferior alveolar nerve transposition in conjunction with implant placement. Int J Oral Maxillofac Implants 2005;20:610–620.

[28]Abayev B, Juodzbalys G. Inferior alveolar nerve lateralization and transposition for dental implant placement. Part II: A systematic review of neurosensory complications. J Oral Maxillofac Res 2015;6:e3.

[29]Hof M, Tepper G, Semo B, Arnhart C, Watzek G, Pommer B. Patients' perspectives on dental implant and bone graft surgery: Questionnaire-based interview survey. Clin Oral Implants Res 2014;25:42–45.

[30]van Steenberghe D, Lekholm U, Bolender C, et al. Applicability of osseointegrated oral implants in the rehabilitation of partial edentulism: A prospective multicenter study on 558 fixtures. Int J Oral Maxillofac Implants 1990;5:272–281.

[31]Wyatt CC, Zarb GA. Treatment outcomes of patients with

implant-supported fixed partial prostheses. Int J Oral Maxillofac Implants 1998;13:204–211.

[32]Naert I, Koutsikakis G, Duyck J, Quirynen M, Jacobs R, van Steenberghe D. Biologic outcome of implant-supported restorations in the treatment of partial edentulism. Part I: A longitudinal clinical evaluation. Clin Oral Implants Res 2002;13:381–389.

[33]Wheeler SL. Eight-year clinical retrospective study of titanium plasma-sprayed and hydroxyapatite-coated cylinder implants. Int J Oral Maxillofac Implants 1996;11:340–350.

[34]De Bruyn H, Vandeweghe S, Ruyffelaert C, Cosyn J, Sennerby L. Radiographic evaluation of modern oral implants with emphasis on crestal bone level and relevance to peri-implant health. Periodontol 2000 2013;62:256–270.

[35]Bernard JP, Szmukler-Moncler S, Pessotto S, Vazquez L, Belser UC. The anchorage of Brånemark and ITI implants of different lengths. I. An experimental study in the canine mandible. Clin Oral Implants Res 2003;14:593–600.

[36]Sahrmann P, Schoen P, Naenni N, Jung R, Attin T, Schmidlin PR. Peri-implant bone density around implants of different lengths: A 3-year follow-up of a randomized clinical trial. J Clin Periodontol 2017;44:762–768.

[37]Chang M, Chronopoulos V, Mattheos N. Impact of excessive occlusal load on successfully-osseointegrated dental implants: A literature review. J Investig Clin Dent 2013;4:142–150.

[38]Renouard F, Nisand D. Impact of implant length and diameter on survival rates. Clin Oral Implants Res 2006;17(suppl 2):35–51.

[39]Rossi F, Lang NP, Ricci E, Ferraioli L, Marchetti C, Botticelli D. Early loading of 6-mm-short implants with a moderately rough surface supporting single crowns—A prospective 5-year cohort study. Clin Oral Implants Res 2015;26:471–477.

[40]Telleman G, Raghoebar GM, Vissink A, den Hartog L, Huddleston Slater JJ, Meijer HJ. A systematic review of the prognosis of short (<10 mm) dental implants placed in the partially edentulous patient. J Clin Periodontol 2011;38:667–676.

[41]Esposito M, Felice P, Worthington HV. Interventions for replacing missing teeth: Augmentation procedures of the maxillary sinus. Cochrane Database Syst Rev 2014;(5):CD008397.

[42]Bechara S, Kubilius R, Veronesi G, Pires JT, Shibli JA, Mangano FG. Short (6-mm) dental implants versus sinus floor elevation and placement of longer (≥10-mm) dental implants: A randomized controlled trial with a 3-year follow-up. Clin Oral Implants Res 2017;28:1097–1107.

[43]Felice P, Pistilli R, Barausse C, et al. Short implants as an alternative to crestal sinus lift: A 1-year multicentre randomised controlled trial. Eur J Oral Implantol 2015;8:375–384.

[44]Calvo-Guirado JL, López Torres JA, Dard M, Javed F, Pérez-Albacete Martínez C, Maté Sánchez de Val JE. Evaluation of extrashort 4-mm implants in mandibular edentulous patients with reduced bone height in comparison with standard implants: A 12-month results. Clin Oral Implants Res 2016;27:867–874.

[45]Mezzomo LA, Miller R, Triches D, Alonso F, Shinkai RS. Meta-analysis of single crowns supported by short (<10 mm) implants in the posterior region. J Clin Periodontol 2014;41:191–213.

[46]Ghariani L, Segaan L, Rayyan MM, Galli S, Jimbo R, Ibrahim A. Does crown/implant ratio influence the survival and marginal bone level of short single implants in the mandibular molar? A preliminary investigation consisting of 12 patients. J Oral Rehabil 2016;43:127–135.

[47]Gonçalves TM, Bortolini S, Martinolli M, et al. Long-term short implants performance: Systematic review and meta-analysis of the essential assessment parameters. Braz Dent J 2015;26:325–336.

[48]Esfahrood ZR, Ahmadi L, Karami E, Asghari S. Short dental implants in the posterior maxilla: A review of the literature. J Korean Assoc Oral Maxillofac Surg 2017;43:70–76.

[49]Tabrizi R, Arabion H, Aliabadi E, Hasanzadeh F. Does increasing the number of short implants reduce marginal bone loss in the posterior mandible? A prospective study. Br J Oral Maxillofac Surg 2016;54:731–735.

[50]Vandeweghe S, De Bruyn H. A within-implant comparison to evaluate the concept of platform switching: A randomised controlled trial. Eur J Oral Implantol 2012;5:253–262.

[51]Lee CT, Chen YW, Starr JR, Chuang SK. Survival analysis of wide dental implant: Systematic review and meta-analysis. Clin Oral Implants Res 2016;27:1251–1264.

[52]Vandeweghe S, Ackermann A, Bronner J, Hattingh A, Tschakaloff A, De Bruyn H. A retrospective, multicenter study on a novo wide-body implant for posterior regions. Clin Implant Dent Relat Res 2012;14:281–292.

[53]Berardini M, Trisi P, Sinjari B, Rutjes AW, Caputi S. The effects of high insertion torque versus low insertion torque on marginal bone resorption and implant failure rates: A systematic review with meta-analyses. Implant Dent 2016;25:532–540.

[54]Vandeweghe S, De Ferrerre R, Tschakaloff A, De Bruyn H. A wide-body implant as an alternative for sinus lift or bone grafting. J Oral Maxillofac Surg 2011;69:e67–e74.

[55]Moy PK, Nishimura GH, Pozzi A, Danda AK. Single implants in dorsal areas—A systematic review. Eur J Oral Implantol 2016;9(suppl 1):S163–S172.

[56]Froum S, Casanova L, Byrne S, Cho SC. Risk assessment before extraction for immediate implant placement in the posterior mandible: A computerized tomographic scan study. J Periodontol 2011;82:395–402.

[57]Vandeweghe S, Hattingh A, Wennerberg A, Bruyn HD. Surgical protocol and short-term clinical outcome of immediate placement in molar extraction sockets using a wide body implant. J Oral Maxillofac Res 2011;2:e1.

10 | 未来的方向
The Way Forward

Douglas Deporter, DDS, PhD

在准备写这本书的时候，我的目标就是通过提供足够多的科学文献证据和相关专家的临床经验来驱散笼罩在短种植体和超短种植体临床应用上的迷雾，使得临床学者可以更自信地去应用短种植体来治疗骨量不足的局部或全口牙列缺失的患者。这并不意味着我会建议大家去使用短种植体或超短种植体去简单地替代其他种植治疗方案。事实上，要成功地植入短种植体，和任何种植相关的手术程序一样，需要精确度和种植外科相关背景知识，甚至要求可能更高。然而相比应用骨增量技术，如骨块移植、垂直骨增量和牵张成骨，更短的种植体确实提供了创伤更小且风险更低的治疗选项。此外，鉴于现在已有大量数据支持短种植体的使用，在患者充分知情同意的情况下应向其提供这一治疗选项。

目前的证据中，随访时间最长的两种短种植体设计是多孔烧结表面（SPS）和平台根形（PRF）种植体，整体都呈中度锥形设计，并采用敲击植入而非旋转植入。而这些设计要点（圆锥状外形和敲击植入）都是为了确保种植体的初期稳定性，这种设计使得其获得的初期稳定性可能高于采用螺纹设计的短种植体或超短种植体（尽管目前尚无确切的文献证据）。根据本书第7章和第8章中描述的治疗指南，使用这两种敲击植入设计的短种植体，成功可能性更高。

最新的短种植体和超短种植体都是采用中度粗糙表面和传统螺纹设计，它们更像是标准种植体的缩短版本。在正确的治疗程序下，这些种植体的短期临床表现都相当不错。当然，必须要使用级差备洞来确保种植体初期稳定性。此外，使用带自攻性的微锥形种植体和运用阶梯备洞方案也是获得良好初期稳定性的策略[1-2]。这些努力都是为了尽可能地减少边缘骨吸收，因为对于短种植体或超短种植体来说，即使最少量的边缘骨吸收都会很大程度上影响其长期临床效果。减少边缘骨吸收的策略有：选用宽直径种植体、选用平台转移种植体、选用潜入式愈合并将种植体植入骨下（1mm）以确保在备洞后周围牙槽骨宽度≥2mm。对于没有使用短种植体临床经验的医生，我的建议是首先从下颌单颗牙缺失的病例开始。如果下颌缺牙区域需要植入1颗以上的种植体，所选择种植体为中度粗糙表面螺纹设计时，应当尽可能采用夹板式连接，特别是男性患者。

由于短种植体和超短种植体具有较高的技术与操作敏感度，建议在开始上颌后牙区的应用前先积累下颌后牙区种植的临床经验。此外，在上颌后牙区使用短种植体和超短种植体的前提是具有5mm或更多的剩余骨高度且剩余骨宽度能在备洞后确保至少2mm的颊侧骨板以维持稳定。在这种情况下，只通过少量的上颌窦底提升植入6mm中度粗糙螺纹种植体是最佳的选择，尽管提升3mm上颌窦黏膜以植入8mm种植体也是相对安全的。作为替代方案，选择5mm SPSI可以避免进行上颌窦底提升术。而选择5mm PRF种植体也是可行的，由于其需要骨下2mm植入，所以仍然需要进行2mm的上颌窦底提升。根据第8章的内容，这种超短种植体的

直径≥5mm。

我衷心希望这本书和相关工作能够打破知识的局限并推动短种植体和超短种植体的研究与改进。正如我在第2章中所指出的，目前所发表的研究绝大多数都致力于评估种植体表面微观设计对骨结合的影响，事实上，种植体的宏观设计，如短种植体或超短种植体的最优螺纹形态等，才是目前研究较少的领域。我认为短种植体和超短种植体的远期失败与其螺纹设计密切相关，而这就需要进一步的研究调查。一些种植体公司确实提供了化学改性表面，如在种植体表面进行CaP纳米涂层，能够促进骨种植体结合强度的临床证据。然而，采用前瞻性设计，仍然缺乏直接比较种植体进行化学改性对临床效果影响的研究。目前，对种植体表面进行超薄CaP纳米涂层会改善其骨引导效果并缩短愈合时间是非常确定的。例如，通过溶胶-凝胶浸渍法使SPSI表面获得1μm厚的CaP纳米涂层后植入兔股骨中，发现与无涂层的对照SPSI相比，可以显著增加早期骨长入和骨固定[3]（更高的拔出力和界面强度）。此外，钛合金比纯钛材料拥有更高的机械强度，钛合金用于短种植体或超短种植体的制造是否优于纯钛尚需研究证实。

确定理想的穿龈基台形态设计可以保存甚至增加短种植体和超短种植体周围牙槽骨高度，而这也需要进一步的研究。像短PRF种植体和超短PRF种植体中所采用的机械加工光滑表面、球形基台的设计，以及第6章中所述的机械光滑表面的凹形颈圈，是否能获得更佳的应力分布未来需要进行进一步的研究。C/I比对短种植体和超短种植体的影响也需要更多深入的研究证实。对于不同的种植体设计，应该存在

一个C/I比的理想范围，在这个范围内种植体受到合适的负载，以维持嵴顶骨水平。正如我们在第3章中所讨论的，短种植体的远期失败可能是由于C/I比超出了其能承受的范围，因此针对不同种植体设计、不同牙槽骨条件下可能存在长期效果最优的C/I比数值。不同骨质条件下最佳种植体形态设计也是下一步需要研究的内容之一。显然，并非所有的种植体都能像SPSI和PRF种植体那样能胜任骨质较为疏松的上颌后牙区病例，除非能够应用骨挤压技术改善骨质或者让种植体表面负载自体生长因子、富血小板纤维。再次强调，这一系列问题有待设计完善的前瞻性临床研究来解答。

最后我想强调的是，临床医生需要遵循伦理规范为患者提供最微创的治疗方式。希望本书能提供足够的信息帮助临床医生在合适的时机将短种植体和超短种植体应用到种植治疗当中。

参考文献

[1]Slotte C, Grønningsaeter A, Halmøy AM, et al. Four-millimeter implants supporting fixed partial dental prostheses in the severely resorbed posterior mandible: Two-year results. Clin Implant Dent Relat Res 2012;14(suppl 1):e46–e58.

[2]Boustany CM, Reed H, Cunningham G, Richards M, Kanawati A. Effect of a modified stepped osteotomy on the primary stability of dental implants in low-density bone: A cadaver study. Int J Oral Maxillofac Implants 2015;30:48–55.

[3]Gan L, Wang J, Tache A, Valiquette N, Deporter D, Pilliar R. Calcium phosphate sol-gel-derived thin films on porous-surfaced implants for enhanced osteoconductivity. Part II: Short-term in vivo studies. Biomaterials 2004;25: 5313–5321.